發展障礙 完全自立手冊

[生活篇]

村上由美 著

瑞昇文化

前言

初次見面。我是語言治療師村上。語言治療師會針對在聽力、語言、溝通上有困難的人提供復健協助，是一個屬於醫療領域的國家資格證照。主要的工作內容是提供有發展障礙、認知障礙的小朋友及其家族評估、指導及諮詢方面的支援協助。

其實，我在四歲前因為無法確實用言語表達，曾被專家判斷為發展障礙之一的自閉症（現在稱為自閉症類群障礙，ASD）。在心理專家和母親的陪伴下，我接受了治療和教育，逐漸成長。

幾經波折之後，我成為語言治療師，並在語言治療師養成學校時期，遇見了有「亞斯伯格症候群（ASD的一種）的男性」，並開始一起生活（這位男性就是我現在的丈夫）。外子除了有ASD，同時還有注意力不足過動症（ADHD）以及讀寫學習障礙（LD）的傾向，並且是在30歲左右才發現有這樣的狀況。

雖然同為當事人，但畢竟是兩種完全不同型態的發展障礙，住在一起的時候，想當然耳會有許多差異及問題浮現。雙方都覺得「你為什麼這樣做呢？」時而疑惑、時而憤慨，就這樣一起過了20年（詳細內容記錄在講談社刊《アスペルガーの館》［暫譯《亞斯伯格之家》］中）。

這時候能幫上忙的，就是關於發展障礙特性的知識，以及要如何在日常生活中具體落實的方法了。我想會閱讀本書的讀者當中，可能有人曾有「我是不是有發展障礙呢？」、「我的伴侶可能有發展障礙，要如何與他相處比較好呢？」這樣的煩惱吧。

不管是做為當事人、協助者或家人，在日復一日面臨不同的問題及挑戰，坦白說會有「即便在這樣的狀態下，不管怎樣我還是想做點什麼」的想法。但是，比起不確認方向盲目的在黑暗中前進，事先做好必要的準備再採取行動，想必能更早抵達目的地。所以先針對個別狀況分析有何種特性，再一步步採取相對應的策略，這樣才是解決問題的捷徑。

以前曾聽家母說過：「最終，能與發展障礙長時間相處的不是愛情，而是相處上的技巧啊！」而本書，便是我竭盡所能的將這些技巧，具體化呈現的作品。即便不直接依循實踐，也可以在需要時作為參考的一本。請盡可能找出適用的部分，試著用它們來解決目前的問題吧。

第3章 想要解決金錢上的煩惱
—依價值觀分配金錢使用上的優先順序

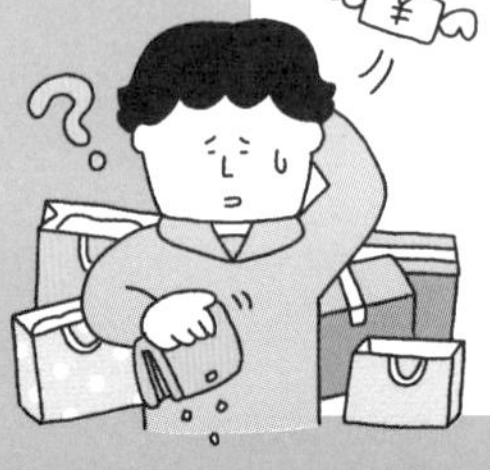

第4章 「無法好好整理」該怎麼辦

——整理是結合空間、時間、物品及行動的作業

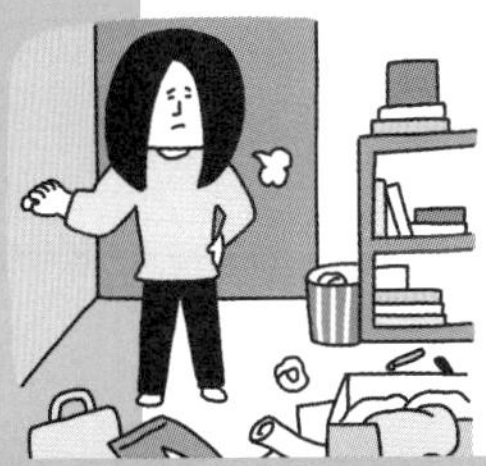

第5章 想要解決溝通上的問題
—人際關係極重要且需不停修正

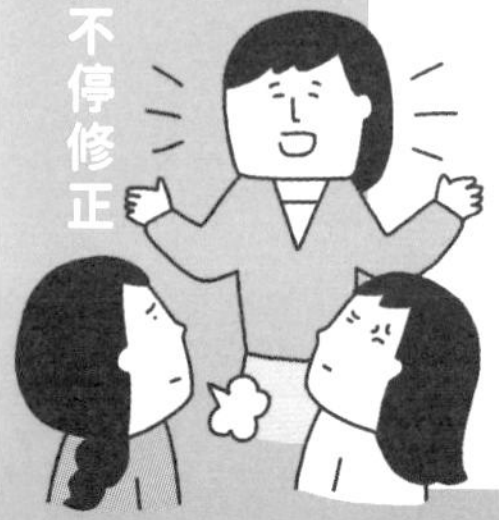

※本書中提及的規定、表格及應用程式（APP）等內容，主要依據日本的國情編寫，僅供相關人士作為研究與參考之用。至於適用於台灣的相關規定、表格及應用程式的相容性等問題，則不另行註明。

Point 1
介紹發展障礙者在生活中會直接遇到的各種煩惱事例

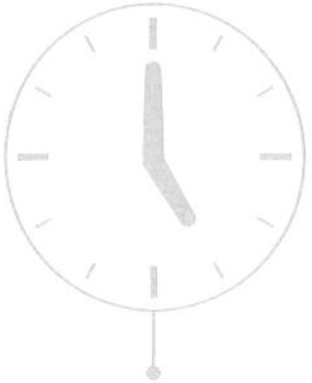

常常趕不上會合的時間

對策
- 活用轉乘APP
- 習慣將移動的時間也列入規劃中

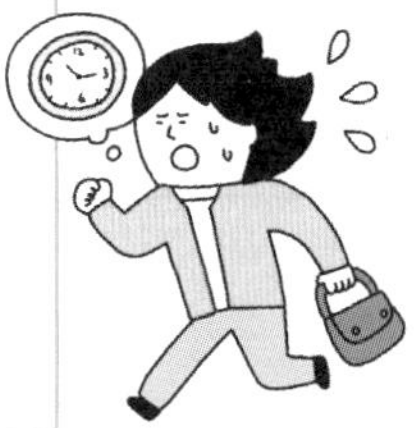

事例
和朋友相約看演唱會卻遲到了！

終於買到了非常喜歡的表演者的活動門票。雖然非常期待，但在活動當天，由於花了太多時間準備，注意到的時候，與朋友會合的時間已經迫在眉睫。

匆匆忙忙的趕出門，但因為太緊張，轉車的時候出了差錯，明明快到會合的地點卻迷路了，讓提前抵達的朋友等了好一陣子。又因為門票在我手上，無法趕上開演時間，結果只好在演唱會的中途進場。

雖然朋友說「不用在意」，但是心裡還是覺得不太舒服。「為什麼一直會這樣呢……」，這樣的心情讓自己非常消沈。

原因
不擅長推算及安排時間

從大多數人的角度來看，可能會覺得「明明是很期待的事，怎麼會遲到呢？」但是，可能「正因為這麼期待」才會導致這樣的結果。

有發展障礙的人經常出現無法專注的困擾，其中一個特徵就是「無法冷靜」。而這樣的狀況在日常生活中就會演變成**「無法在重要的時間點，將注意力放在對的事物」**的情形。

舉例來說，ASD傾向較為明顯的人，因為過於期待演唱會，滿腦子都想著演唱會的事情，沒辦法顧及演唱會當天要帶的東西、行程、時間等現實面需做的安排。

028

Point 2
從醫學的角度切入，分析造成問題發生的原因

本書特色

Point 3
從非醫學的角度切入，介紹當事人可運用在日常生活中的應對方法

另外，對於ＡＤＨＤ傾向較為明顯的人來說，在準備時可能會突然出現像「還是用這個包包好吧」的想法，也因此可能會影響行程，導致遲到。因為門票在自己手上，希望能比朋友更早一步到達現場，但由於關注的事物不斷改變，導致最終的決策與原本判斷後所做出的決策有所落差。

解決方法

行程需保留餘裕的彈性時間

利用轉乘ＡＰＰ調查時間

近期有越來越多提供路線查詢的ＡＰＰ，而且時間也都相當正確。只要先輸入從家裡到會合地點的資訊，便可透過郵件或是ＡＰＰ設定通知。也有轉乘ＡＰＰ提供將資訊

把「Yahoo!轉乘資訊」APP的搜尋結果輸入到線上行事曆中

1 搜尋路線，點選搜尋結果。

2 在點選路線下的清單中選擇「新增至日曆」。

3 依需求設定通知或新增註記。

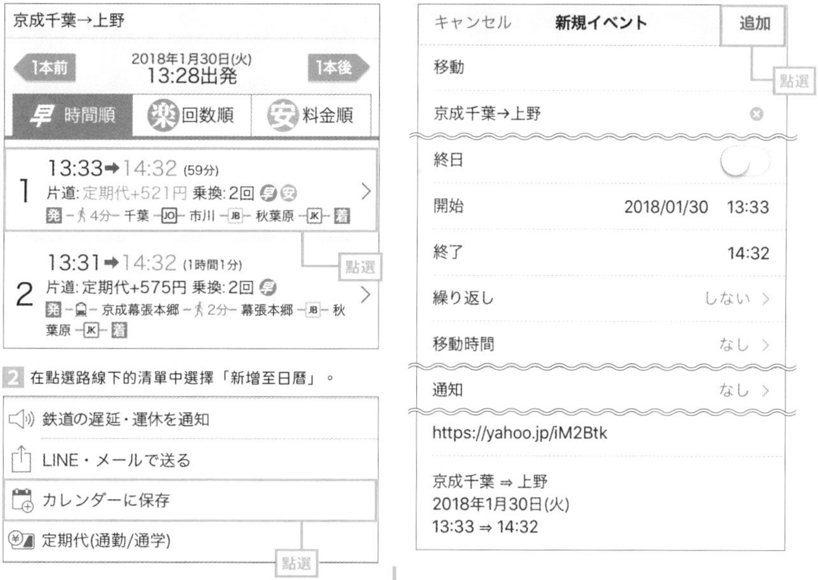

029

Point 4
筆者從自身經驗整理出可以「事先」避免失誤的豐富小秘訣

發展障礙的種類

本書將聚焦介紹ADHD／ADD（注意力不足過動症）、ASD（自閉症類群障礙）及LD（學習障礙）等代表性的發展障礙應對策略。即便對發展障礙的概念不甚了解，我想大家應該都曾聽過「ADHD」、「亞斯伯格症」等名稱。這也是近期不管是雜誌或電視節目上相當常見的討論議題。

不過發展障礙其實有許多不同的種類，「ADHD」、「亞斯伯格症」只是其中的一種而已。

也會有如ADAH及ASD、ASD及LD等發展障礙症狀同時出現的狀況。在這種情形下，也有醫生會做出多個發展障礙的診斷。

發展障礙的診斷非常困難，就算是專門的醫生也需要在多方的檢查下才能嚴謹地做出判斷。即便有發展障礙的傾向也無法明確的說是障礙，這更不是自己或是專家以外的人可以做出的判斷。

發展障礙目前仍在持續研究的階段，ADHD及ASD這樣的名稱在未來也有可能再做調整。因電影而為人所知的「亞斯伯格症」，目前也被歸類屬ASD中的其中一種類型。

下一頁將針對不同的障礙類型簡單描述其特徵。另外，下述整理了一般常見的狀況，但實際情形仍因人而異，這部分煩請理解。即便符合下列特徵，也不代表一定有此障礙；同時，也可能存在診斷出此障礙但並沒有相關特徵的情況。

ADHD/ADD
(注意力不足過動症)

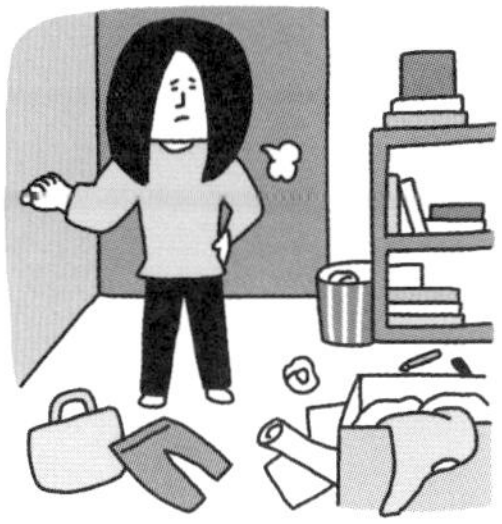

特徵

無法集中、分散或控制注意力，導致無法專注和容易分心，是其特徵之一。因此，這些人往往會有拖延的傾向，無法專心做好應該完成的事情。另外，由於一次能掌握的範圍有限，例如短期記憶和工作記憶（Working Memory）這類需要從長期記憶中提取必要資訊的任務，或是在同時需要處理多樣工作時，因無法立即找到操作流程的順序等記憶，容易在操作上出現疏失，這也是其特徵之一。

生活上的特殊表現

- 生活節奏容易被打亂，難以建立規律且獨立生活
- 不擅長同時間處理多件事情，如家事等
- 不易記住時間的期限或重要的截止日期（倒垃圾的時間、稅金繳納期限等）
- 不擅長整理及打掃，家中凌亂常常找不到東西
- 一想到事情就想馬上行動，常會衝動購物或做出計畫外的事情
- 常因分心而在做某件事的途中，轉而開始做起另一件事情
- 想到什麼就說什麼，不自覺出現失言的情況

ASD
(自閉症類群障礙)

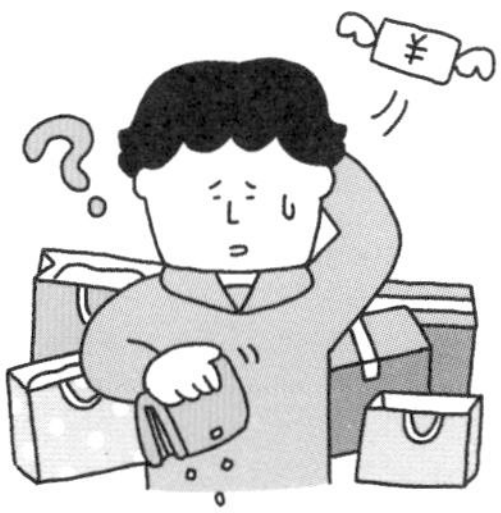

特徵

最晚在三歲前，會出現以下行為或徵兆：① 人際關係障礙、② 溝通障礙、③ 侷限且重複的興趣。因此，也可能出現語言發展遲緩的狀況。
由於興趣狹隘，但對於有興趣的事情會全心全意地投入，這樣的人更常出現因為沒有興趣或覺得沒必要而對事物毫不關心的情況。
他們擅長記憶如時間和流程等有 1:1 規律的事物，但另一方面，對於規則的改變則不擅長，且在面對不明確事物時，對於分寸的拿捏也有困難。對於事情結果的判斷，容易呈現非黑即白的傾向。

生活上的特殊表現

- 對於有興趣的事物非常講究，即便可能影響生活也會把金錢花費在喜好的事物上
- 善於接收數字相關資訊，無法處理冷熱等敘述感覺方面的訊息
- 當出現計畫外的事情或突發性支出會感到驚慌
- 做事要求完美，但若無法如願便會突然放棄
- 無法拒絕業務推銷等狀況
- 因專注的事情與他人不同，故無法準確判斷目前的狀況，亦無法將情況轉達他人理解
- 不擅長因應場合或情境的需要來調整服裝搭配及用字遣詞（可能因觸覺敏感引起）

LD
（學習障礙）

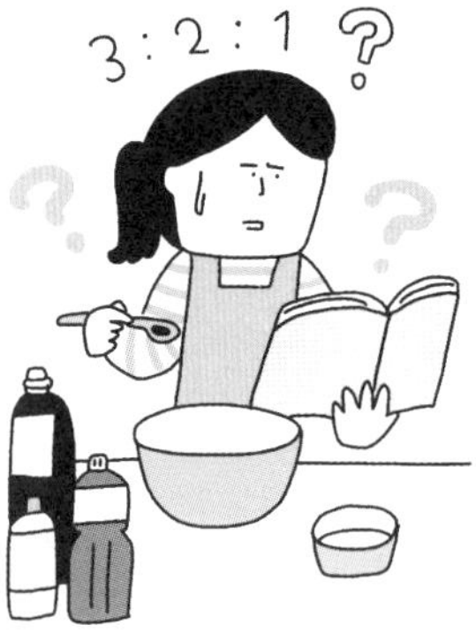

特徵

比起年齡及認知上的發展，在文字及數字的讀寫上（書寫文章）有明顯無法上手的狀況。代表性的學習障礙如有讀寫困難的失讀症，又稱閱讀障礙（如果只有在寫字部分有困難則稱為失寫症，又稱書寫障礙）及數學學習障礙。

閱讀障礙有下述等特徵：
・難以分辨文字及數字的形狀，無法將文字的左右偏旁拼在一起
・無法將文字及發音做連結
・讀得出文字，但變成單字或文章時便難以理解其意涵

書寫障礙有下述等特徵：
・難以理解數量的多寡及增減關係
・無法理解進位的規則
・無法理解比例的概念

這些症狀可能單獨出現，也可能同時出現。

生活上的特殊表現

・無法確實理解閱讀內容，不擅長在相對應的位置寫字（閱讀障礙）
・難以理解契約規範這類較為複雜的文章內容（閱讀障礙）
・不擅長做筆記（閱讀障礙）
・不擅長擬定預算，或在記帳本中紀錄生活開銷等開支管理（數學學習障礙）
・不擅長快速計算小額花費（數學學習障礙）
・在計算料理食譜等配方的比例時有困難（數學學習障礙）
・即便量測好尺寸，無法準確判斷要放置物品的適切大小（數學學習障礙）

DCD
（發展協調障礙）

特徵

會合併出現上述三種障礙的特徵，是容易對生活造成影響的發展障礙。比起年齡及認知上的發展，非常不擅長協調運動（協調運動指的是在同一時間內進行數個動作的統合性運動。三歲後我們在日常生活中的動作基本上都是協調動作）。舉例來說，像是騎腳踏車、上下樓梯等粗大動作，至如扣扣子、使用筷子等精細動作。

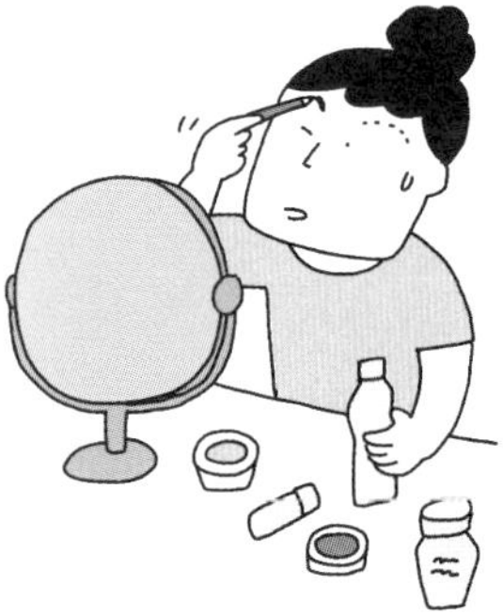

生活上的特殊表現

・不擅長操作細微的動作（打結、拿取或放入零錢、使用筷子）
・沒辦法同時做數個動作（邊講電話邊做筆記、邊調整爐火邊做菜）
・不擅長操作機具及轉乘交通工具
・處理生活瑣事會花費相當多的時間（摺衣服、疊衣服、整理線材、扣扣子、綁頭髮、化妝）
・易遭人誤解是沒有禮貌的人

第 1 章

發展障礙就是生活障礙

發展障礙和日常生活的關係

發展障礙的特殊表現會對日常生活造成各種影響。本章節除了提供關於發展障礙的基本資訊，也會說明造成日常生活不便的原因及如何活用現今的IT技術減輕生活上的負擔。

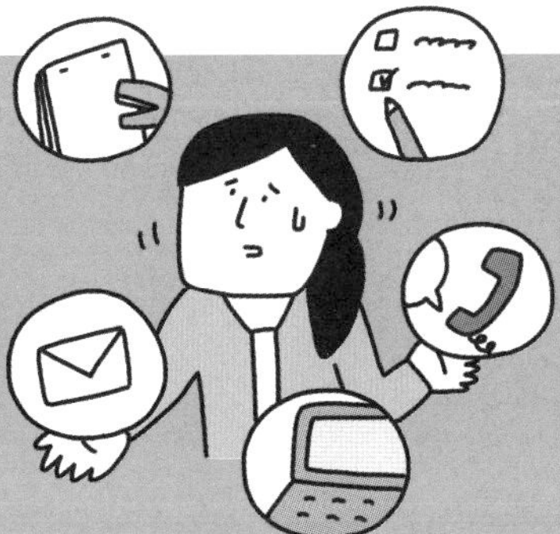

生活上的煩惱——像是這樣的事

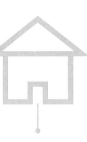

當離開父母開始一個人獨立生活時，不同類型障礙的當事人會直接面對的問題有哪些呢？以下列舉我們在諮詢中聽到的狀況：

- **忘記丟垃圾**
- **趕不及會合或是趕不上截止期限**
- **不小心就花太多錢**
- **銀行存款餘額不足無法繳費**
- **無法好好整理**
- **常常在找東西或弄丟東西**
- **無法與身邊的人好好對話**
- **不小心失言傷害到對方**

我想不少人會有「咦？不過，這不是大家都曾經遇過的狀況嗎？」這樣的疑問。其實，有無發展障礙的人在行為表現上的界線非常模糊，確診發展障礙的人們當中，有些人的特殊行為並不顯著，也有不少人因上述的狀況備感困擾。另外，即便平時沒有什麼問題，在疲倦或工作繁忙，有許多瑣事需要處理的時候，**任何人都可能出現這些狀況。也就是說，大家都有可能出現和有發展障礙的人相同的症狀。**

由此來看，如果您有「有發展障礙的人如果平時多注意一下不就好了」這樣的想法，那您應該是還沒有完全理解發展障礙是什麼。對於有發展障礙的人來說，特別是出錯頻率較高的人來說，如果能意識到這樣的狀況，想當然耳就不會出現這些問題了。再者，當有突發狀況或突發事件時，無法順利完成其他事情。也可以說是大部分的人都會陷入焦慮。或者你可以這麼想，對有發展障礙的人來說，突發狀況會使其進入一個不分喜怒哀樂的亢奮狀態，這就像是一個預先設定好的既定模式。

從醫學的角度來看，已有越來越多的數據佐證，有發展障礙的人在使用大腦的方式與大多數的人不一樣。相較從前也有更多關於當事人的經驗分享，協助我們了解有發展障礙的人可以在日常生活中做出調整及努力。

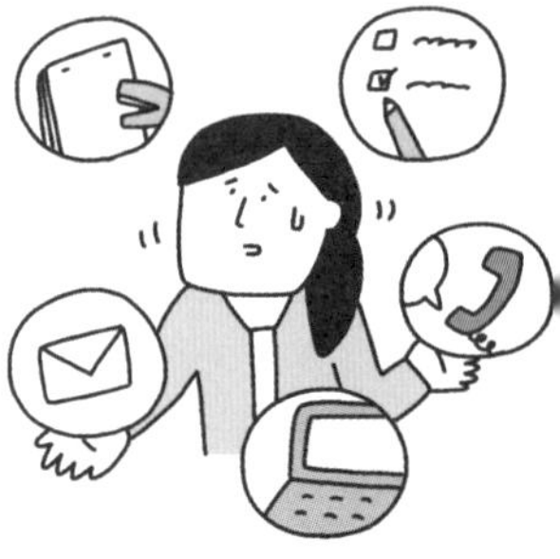

即便如此，因為從外觀看不出太大的差別，當事人從出生就一直維持這樣的狀態，自己也難以發現在大腦的使用方式與他人有所不同。筆者是因幼兒時期較晚開始說話，母親才發覺「這孩子好像與其他孩

子有點不一樣」，近一步開始進行早期療育（詳細內容整理在由講談社出版的《アスペルガーの館》［暫譯《亞斯伯格之家》］中）。就算是這樣，為了培養生活技能還是遭遇了不少困難。說老實話，即便到現在，筆者還是在不斷地摸索。

本書為了求學或求職而必須離家獨自生活的人，統整了生活上應該具備的各種技能。不僅是對於有發展障礙的朋友，如果你有「難道我也有發展障礙嗎？」這樣的疑惑，或是你因為身邊有發展障礙的朋友而不知該如何與他相處，甚至是沒有發展障礙，僅單純想作為生活技能上的參考，希望這本書能幫上你的忙。

有發展障礙的人在一個人生活時常出現的煩惱

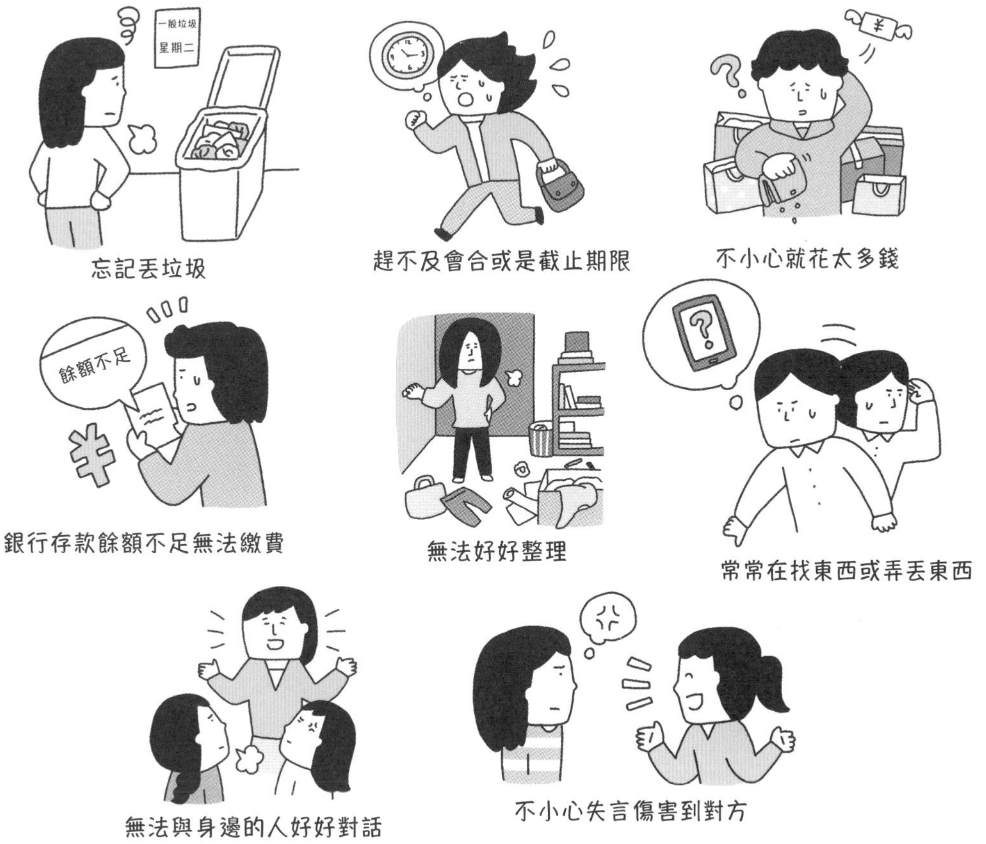
一般垃圾
星期二
忘記丟垃圾
趕不及會合或是截止期限
¥
不小心就花太多錢
餘額不足
¥
銀行存款餘額不足無法繳費
無法好好整理
?
常常在找東西或弄丟東西
無法與身邊的人好好對話
不小心失言傷害到對方

三次元時空的限制好麻煩
—安排及規劃的必要性

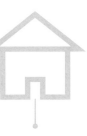

大家應該都有一想到什麼事情就想要馬上完成或是實現的想法吧。但在現實生活中，事情能如自己所願，運氣佔了很大的因素。大多數的場合我們都會受到：

- 場地的限制（距離太遠、交通方式有限等）
- 時間的限制（行程能否配合）
- 設定的限制（對方是否能配合調整）
- 溝通的限制（調整安排需他人協助）
- 金錢的限制（籌措現實面需要的花費及生活費等）

各種不同的原因會在現實中阻礙事情的發展。仔細思考，這都是因為時空造成的限制。因此，在接下來要提到的內容中，你會注意到這些都是在人類社會中才有的限制。

現今社會中，我們覺得理所當然的規則，其實是為了讓大家能享有舒適的生活，經年累月反覆摸索下擬定而成的。筆者也因為從事語言治療師的工作，有機會遇到許多在語言發展上較為遲緩的孩童。他們的共通點除了語言學習上較為緩慢外，再來就是較難理解人類社會上相關的約束及規範。大家較為熟悉的說法可能是「社交障礙」，換句話說，有社交障礙的人在規則及言語上的互動，會因互動對象不同而有極大的差異（比較不好的說法是對於特定的人會採取對自己有利的相處方式）。

另一方面，其大腦對於時空、金錢、溝通的設定也相對自由，簡單來說就像是宇宙般的一個世界。由此看來，我們沒辦法得償所願，都是因為三次元時空裡有著這些與「理想的自己」不一樣的東西吧。每次我看到2、3歲的幼童「想要自己試試」，卻因大人的介入而感到不耐煩，我總是會想到底他們是想要嘗試看看自己做不太到的事，而或是對他們來說在大腦裡的世界或是這種三次元時空其實都只是想像而已。

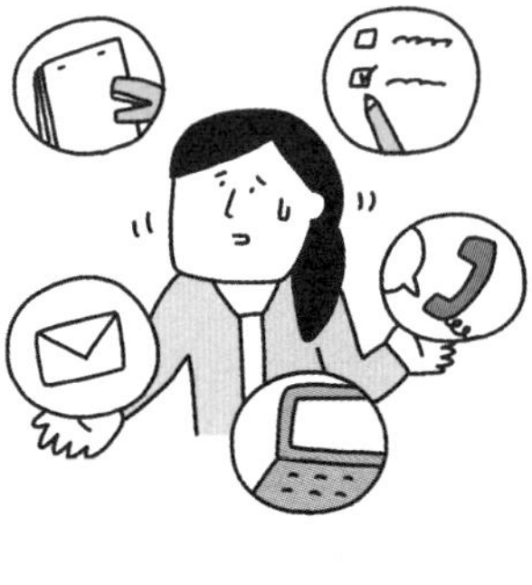

某種層面來說，有發展障礙或有相對明顯傾向的人，比起三次元空間的狀態，在腦中彷如宇宙空間的世界生活會更容易點。三次元空間充滿了限制，這也可能讓現實生活有更大的機會變得麻煩且不適。話雖如此，身處於三次元空間，還是需適度的尋求他人協助，採取讓生命延續的更為順利之對策。

筆者從前認為發展障礙者獨立的關鍵在於**「能掌握時間、物品及金錢上的管理」**，但筆者也開始思考，往後**「有能與他人一起合作的機會」**、**「為了生存而保有的體力」**也是必須具備的能力。

現今社會以超乎想像的速度變化著，我們至今的思考模式及想法也都必須開始調整。面對這些變化自己要如何才能過得舒適，並認知到自己腦中世界與三次元空間的差異，確認各自的角色並達到應有的功效。

阻礙日常生活的5大要素

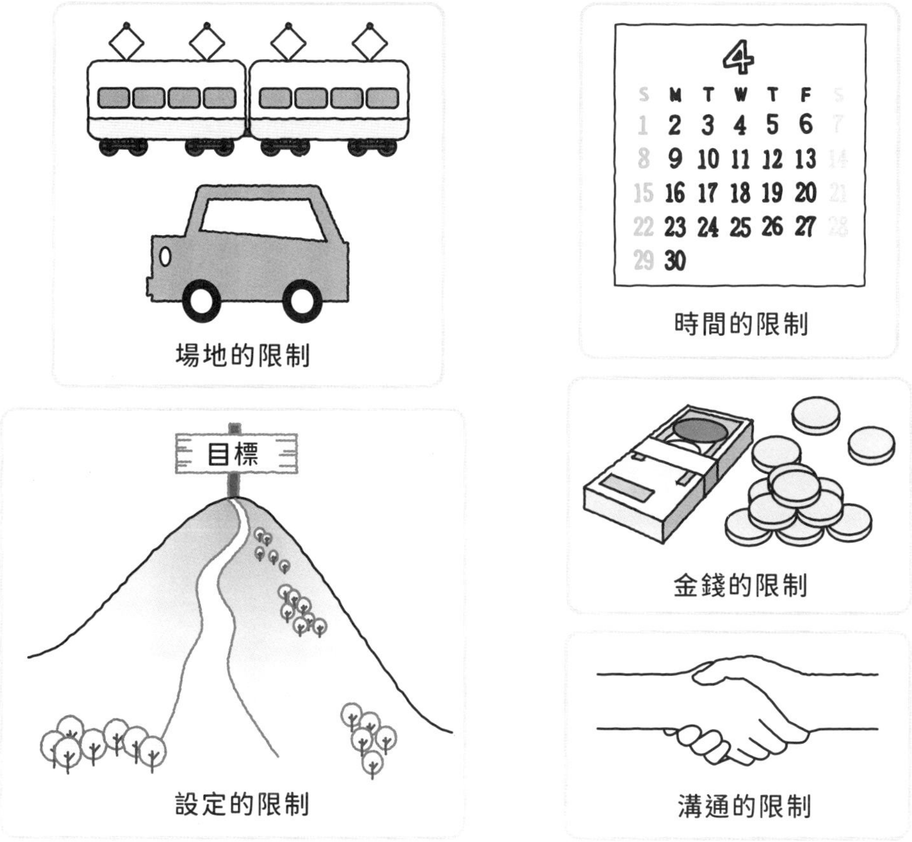

與工作相似及相異之處

在我書寫原稿及討論生活中所做的調整及努力時，有被說過：「村上小姐所做的努力，似乎也跟在工作上的應對，以及打造職場環境有些類似呢」。

的確，生活中的技能與工作上的安排有許多的共通點。特別是：

- 共享行程及待辦事項
- 取得聯繫
- 記帳、決定預算，以此為基礎決定如何使用金錢
- 決定物品放置的場所，收拾以及打掃

整體來看，上述提及的事項多是在總務及會計業務等作業上有較多的共通點。儘管如此，生活中的相關事務相比勞動作業，更明顯地展現出「無法單純依照自我意識行動」和「無法將利益作為第一考量」的特徵。雖然也有人認為「工作也是這樣喔！」但舉例來說，如果將家事外包，就會產生相應的費用。特別是在代代相傳的家族體系中，因為承襲既有的傳統，在金錢使用上更難以自由。換句話說，許多事情無法實際換算成金錢，也沒有像利益這樣客觀的指標，因此當出現不同意見時，應對和處理的難度也會增加。

在工作領域，總務及會計等後勤事務多會利用雲端服務，來提升業務效率，公司的備品也可透過線上購物網站取得，但下單、補貨、文書處理的確認等雜事還是必須由人力經手。如果轉換為家事的角度來看，在雜事的部分比重又會更多。

此外，工作還提供了付出或與人互動等獲得正能量的機會，而家事則主要以整理和照顧為中心。大部分家務工作被視為「理所當然的事」，但這類工作往往相當耗費心神。與此同時，家事並沒有明確的完成標準或切分點，完成的基準也通常是由自己決定。

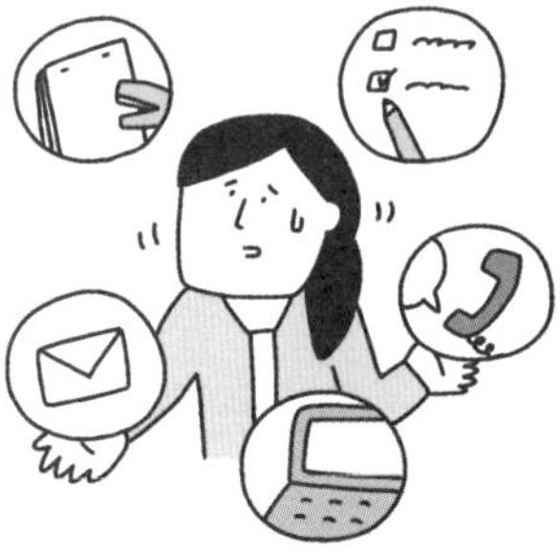

提高必要生活技能的最低標準

灰塵掉落、垃圾及盥洗衣物的堆積、肚子覺得餓、身體變得不乾淨、上廁所等等，都是我們每天生活中會出現的事情。也就是說生活

技能這種事，只要是生活在地球上的生物都必須處理面對。因此，為了維持並提升工作技能，絕對不可以輕視生活技能及體力的重要性。

另一方面，即便你想要將生活技能提升到需求以上的層次，也不可能維持過久。先認清最低的標準後，再來思考要如何維持，讓自己有更舒適的生活品質。即便這個標準與一般大眾的標準還有些差距，也不需要自卑或覺得有罪惡感。

首先，你要努力完成下面事項。看完後，不管是不清楚問題在哪裡或是想要思考如何改善的讀者，都可以加以參考本書的介紹之後再做調整。

日常生活中想優先做好的事

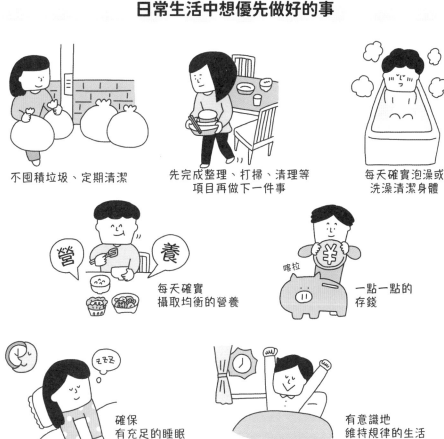

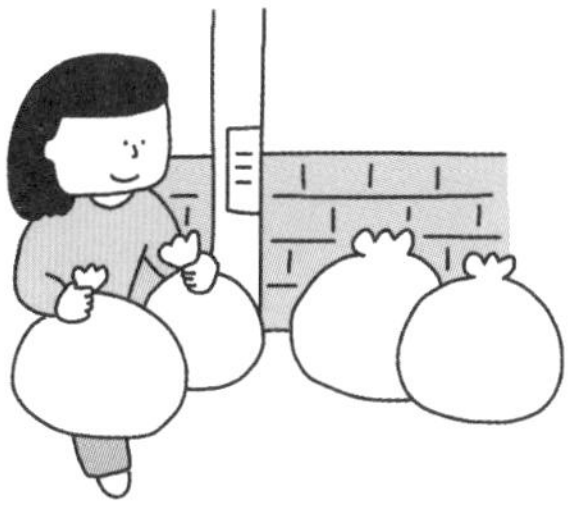
不囤積垃圾、定期清潔

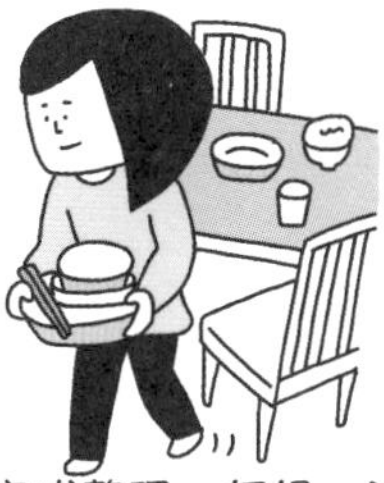
先完成整理、打掃、清理等項目再做下一件事

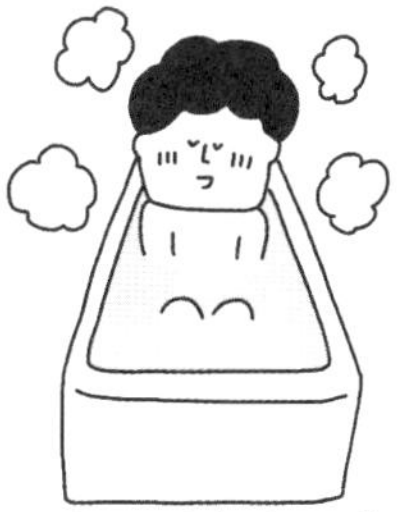
每天確實泡澡或洗澡清潔身體

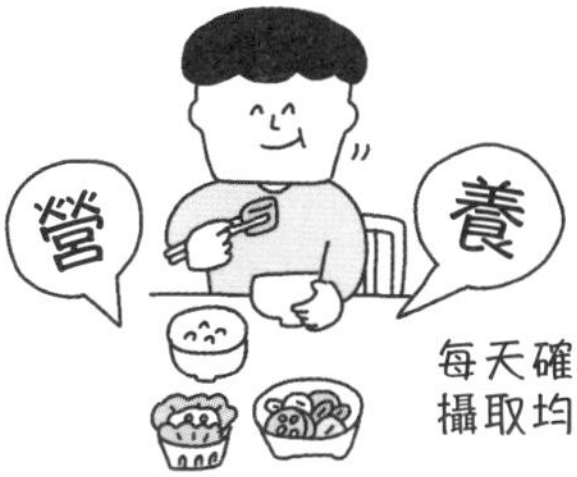

每天確實攝取均衡的營養

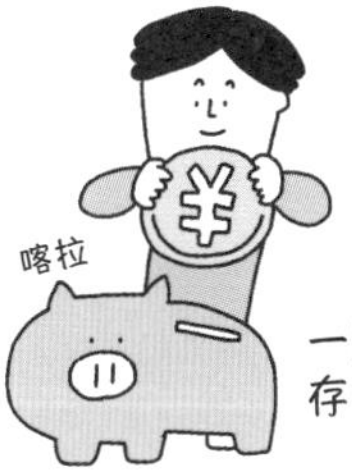

一點一點的存錢

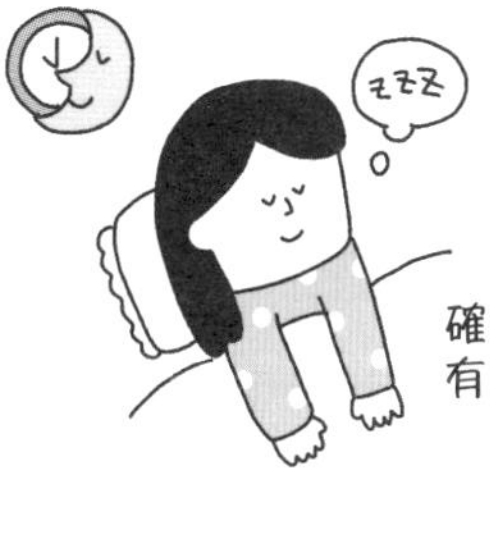
確保有充足的睡眠

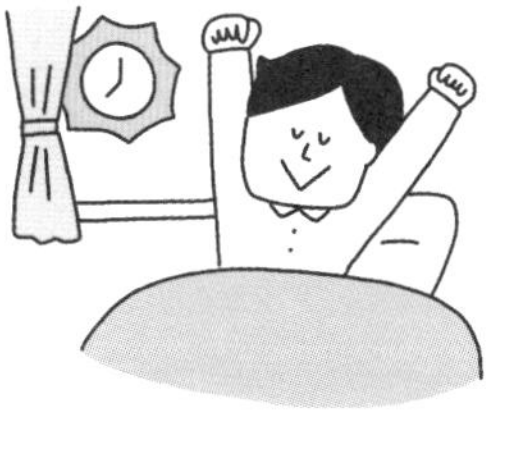
有意識地維持規律的生活

獨立生活的關鍵

講到獨立生活，大部分的人會想到「不依靠他人、什麼事情都可以靠自己完成」。如果想要嚴謹地遵守這個標準，就可能必須過著自給自足的生活了。

在現今社會中，以這種定義完成獨立生活的人基本上是不存在的。即便一個人生活，還是必須仰賴水電、瓦斯，也必須購物及靠勞動獲取金錢收入。包含我們平常不會特別意識到的部分，人是必須在與他人互相依存下才得以生存。人類能像現在這樣在地球上各個地方生活，都是在與他人的合作下，自然而然演變成對自己有利的型態。

筆者在本書中所提到的獨立生活，指的是「適當地與他人合作，在有困難時接受他人的協助，針對不當的介入也能以『請不要這樣』的字句妥善拒絕，同時也能保有自主交涉的能力」這樣的概念。

以前我曾在演講中詢問聽眾：「為什麼你們會設定獨立生活這樣的目標呢？」當時，有位聽眾回答說：「因為我想要得到可以說出『請不要管我』這種話的自由。」聽到這個回答時，我感到震驚，但確實在離開父母獨立生活的動機中，任何人都可能有想要用自己步調生活的想法。事實上，在遇到困擾時，有人能從旁提供支援是非常重要的。

因為是「自己的責任」這種想法蔓延，比起承認自己做不到或是告知對方自己能力無法達成並且透過合作改善，而陷入「這個傢伙不行啊！」、「客人就是神，只要出錢做什麼都可以！」這樣遭他人否定或是過度依賴的狀況，就會非常可惜了。

即便只是大概也沒有關係，如果能適當的表達自己的喜好（也就是說盡可能保有自由的部分），暫且不管他人能否接受，但在日常生活中，**需特別留心將自己想要的、喜歡的、討厭的事物，能以不同的型態讓三次元世界的人理解**這點非常重要。

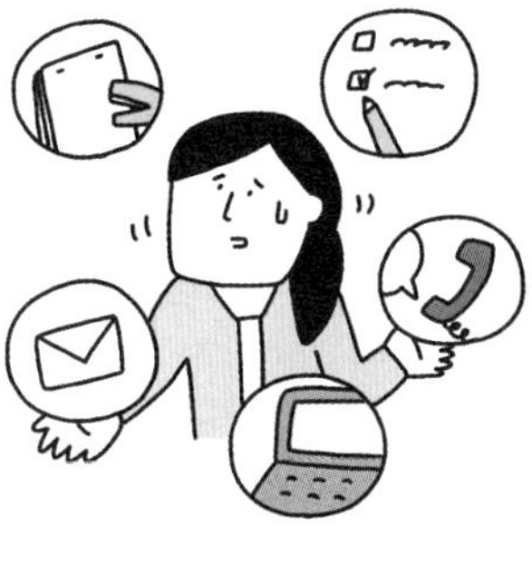

時間、物品、金錢的管理＋維持上述管理的溝通技巧

筆者認為生活風格、時間、物品、金錢及溝通就像是為了在**三次元世界生存的接著劑**，大多數的人因為沒有心電感應、念力或是透視的能力，如果沒有這些東西的介入，便無法與這個世界的人及物做連結。

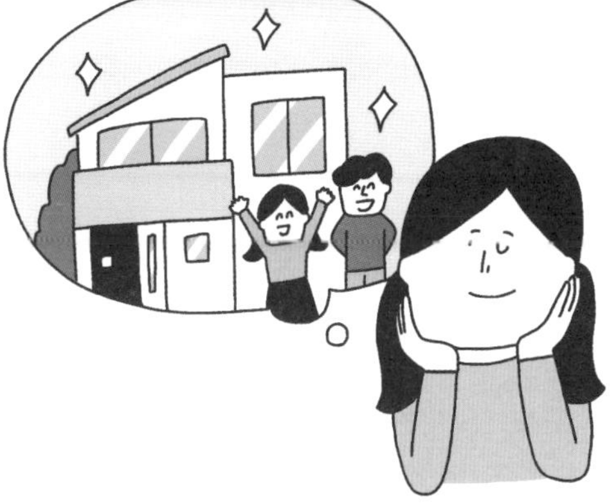

雖然簡單說成是接著劑，但容易與哪種材料結合（容易與人做連結？或是較容易與物品做連結？）、結合的方法（像貼紙一樣的黏法？還是像醬糊一樣的黏法？）、結合的強度（接合後可以馬上分開？一但接合後就很難分開？）也因人而異，也可說有多少人就有多少種組合。如果這個組合能夠符合現在的世代，生活上就不會遇到太多的困難，相對輕鬆許多，但如果跟現今社會的期待有所落差，生活就會比較辛苦了。

筆者身為有ＡＳＤ的當事人，踏入社會後，邊工作邊生活所體會到的是，沒有必要完全迎合典型發展者（一般認為的「普通人」、「健康正常的人」）的想法，但畢竟生活在這個三次元的世界，還是有必要對典型發展者的文化有所了解。你也可以說像是生活在非自己母語的國家或是跟處在不熟悉的場所、文化下生活的感覺有點類似。

總而言之，即便無法流利的切換兩種語言，只要能在這個文化圈維持生計好好生活，這樣想的話感覺會更好理解一些。

Column

打造能支撐生活的體力吧

我跟同為成人發展障礙者在討論日常生活技能的同時，「想要有更好的體力」、「如果身體的穩定度能夠再好一點就好了」也是我們常討論的話題。

我最近才稍微了解在有發展障礙的人當中，有些人較容易察覺光、聲音、氣溫或氣壓的變化，這種觸覺敏感的狀況對生活造成了一定的影響。但與觸覺敏感相反，偏向觸覺鈍感（又稱觸覺遲鈍）傾向的人，則會有無法發現身體不適因此延誤治療導致重症的狀況出現。

總而言之，需要依照狀況的改變做出適度的調整，接收必要的刺激，不需要的刺激就不要往心裡去，這樣的觀念很重要。而發展障礙者間也有這樣的討論，當身體好的時候較容易調整狀態，因為體力變好能逐步改善的事情也變多了，所以一步步的將運動的習慣帶進生活中吧。

發展障礙者三大利器：電腦、智慧型手機、網路

隨著網路的普及，出現了與以往不同且更豐富多元的溝通方法，工作的流程和方式也隨之改變。舉例來說，以往會計相關事務需要手寫記錄在帳本中，而現在則可以使用試算表或會計軟體進行操作，這使得整個作業變得更加地有效率。對於有ADHD傾向、容易出現作業疏失的人來說，手寫的會計作業非常辛苦。然而，隨著電腦的出現，相關作業變得更加容易，求職時的選擇也因此變得更加多元豐富。

相同的，因文字處理應用程式的出現，不善手寫的人也能寫出長篇文章；原本需要印出稿件並透過郵寄的方式進行交件，也因為電子郵件的出現，現在可以提前將大量的資料提供給對應的窗口。往後隨著語音輸入及聲音輸出功能的發展，對於視障者及有閱讀障礙症狀而無法透過閱讀學習的人來說，想必會有更多的學習機會。

另外，近期隨著智慧型手機及平板的發展越趨完備，整體來看像電子書等，可傳遞資訊的服務也越來越輕鬆可得。不用特定到店裡就可以透過下載的方式，使用終端裝置進行閱讀，因為使用上沒有空間的限制，更不會有整理的困擾。如有要尋找的物品，使用截圖等功能也能讓找東西的流程更加便捷。

這樣想的話，我們可以發現**社會結構能夠協助有發展障礙的人，將訊息從讓人困擾的三次元空間轉換到想像的世界**。虛擬世界漸漸地在我們的生活中發揮顯著影響，加上人工智能等新技術的導入，以往工作或學習中，多數人抱著不情願的心情所做的事情也發生了變化。或許，追求自己喜歡的事物，這樣生活起來才會更輕鬆。而這樣的發展，對於有發展障礙傾向的人來說，也可能變得更為有利。

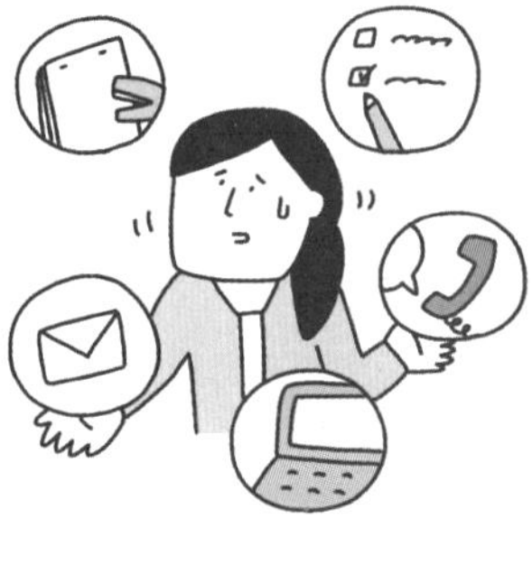

也就是說，如果能活用這些收集資訊的工具提升生活品質，就可能在收入等層面造成影響。然後，**你能否想像你想透過這些工具做什麼，或是想要用它來享受什麼事情**，這才是最重要的。

另一方面，在實際的日常生活中，依然深刻感受到生活技能難以提升。筆者雖持續在與孩童相關的

職場工作，小朋友們雖然早早就開始學習文字與數學，但也感覺到利用律動、遊戲等透過身體來記憶感覺的機會也在減少中。

再來，因為網路上充斥著促使人購物的訊息，許多人一眨眼就把錢花在這些看不見的服務上，這樣的狀況越來越普遍。如何應對你的慾望，以及不經意間接近這些隱形對手，並與它們好好相處，可以說是往後生活中的一項必要技能。

將三次元世界轉換到想像空間的利器

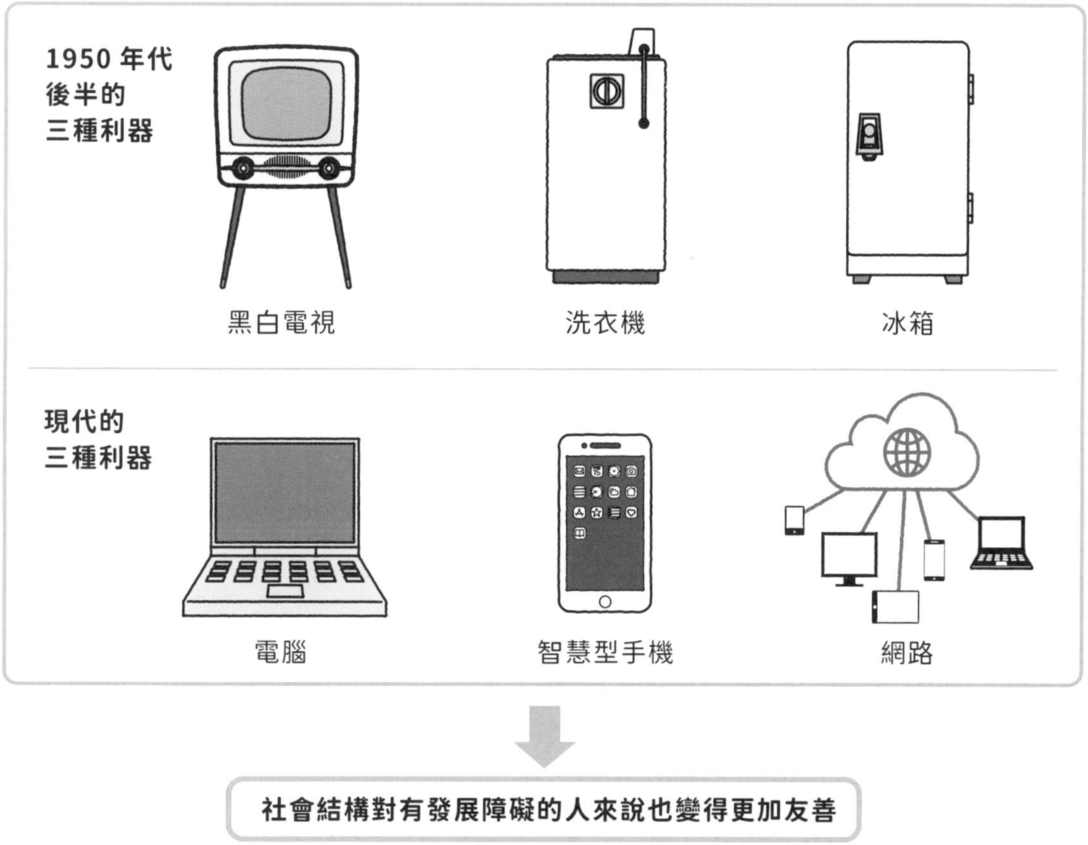

生活技能是什麼？

「生活技能（Life skill）」這個詞彙對於不熟悉教育或社會福利相關領域的人來說，可能會有些陌生。世界衛生組織（WHO）在1998年將生活技能的目的定義為「支持人權，藉由積極預防健康及社會問題，打造幸福生活的方法」。這樣的解釋可能有些難以理解，但換句話說，就是**「成年後，為了在社會中能夠獨立生活所需具備的能力」**，這樣的說法會稍微容易想像一些。

但是請仔細想想，在社會上獨立生活所需要具備的能力，隨時代的發展也會有所改變，特別是近20年左右，關於網路相關技能的需求量暴增。另外，不是居住在市中心的人，更是能夠明顯地感受到這20年來，大眾運輸的選擇漸漸減少，自行開車變成了不可或缺的能力。

另一方面，隨著雙薪家庭日漸普及，家事也不再像從前那樣需要耗時費力地完成。取而代之的是，如何有效率地完成家事，並利用多出來的時間去做其他事情，這樣的觀念變得更加重要。此外，以志工為主導的自治會或家長教師協會（PTA）等團體，也因為參與其中的家庭主婦和長者開始工作，而面臨新的挑戰。與其關注如何減輕負擔，現在更重要的是如何找到更多人來協助作業，這也是社會型態改變後出現的新情況。

這樣想的話，在我們的日常生活中，生活技能可能扮演著比我們想像中更重要的角色，或者可以說生活技能需要有能應對社會中各種不明確變化的彈性。

對於有發展障礙的人來說，最難的就是這種不明確跟模糊不清的地帶，會有這種狀況，也和之前提過三次元空間適應能力不佳的狀況有所關聯。因此，基本的生活技能也可以說是①與他人用各種不同的形態連結、②將腦內的世界與三次元的世界做連結、③建立能夠在三次元社會生活的方法。

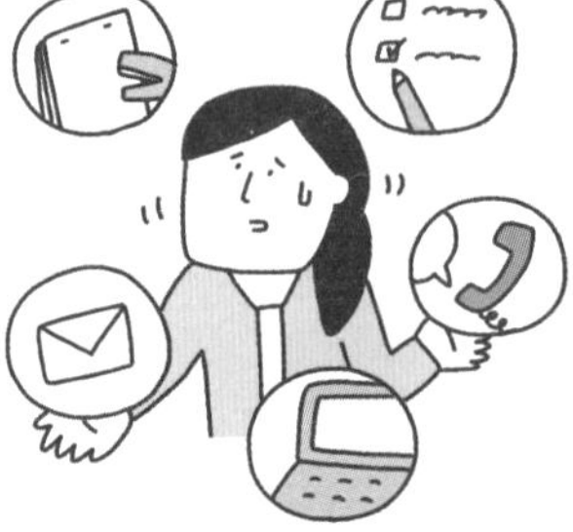

硬技能與軟技能

參考《為有發展障礙的孩子所製

作的工作圖鑑》（暫譯，《発達障害の子どもたちのためのお仕事図鑑》，梅永雄二、smart kisd療癒團隊製作、監修，唯學書房）一書，從求職必要的技能來看，大致可分成在履歷上如學歷、工作經歷或證照等與工作相關之必要技能的**硬技能**，以及維持職場工作必備能力的**軟技能**（每天通勤不遲到、符合職場要求的裝扮及用字遣詞）。而有發展障礙的人在工作上無法持續，多是在軟技能上遇到困難所致。

也就是說，即便具備工作所需的必要技術，要能充分發揮此能力，還是需要有一定的軟技能協助。的確，如果持續出現「無法遵守繳交期限」、「無法提供需要的文件」等狀況，在工作上便難以獲得大家的信賴，漸漸的也無法被交付工作任務。

另外，近年備受關注的是支持軟技能的**生活技能**。舉例來說，為了

支持軟技能的就是生活技能

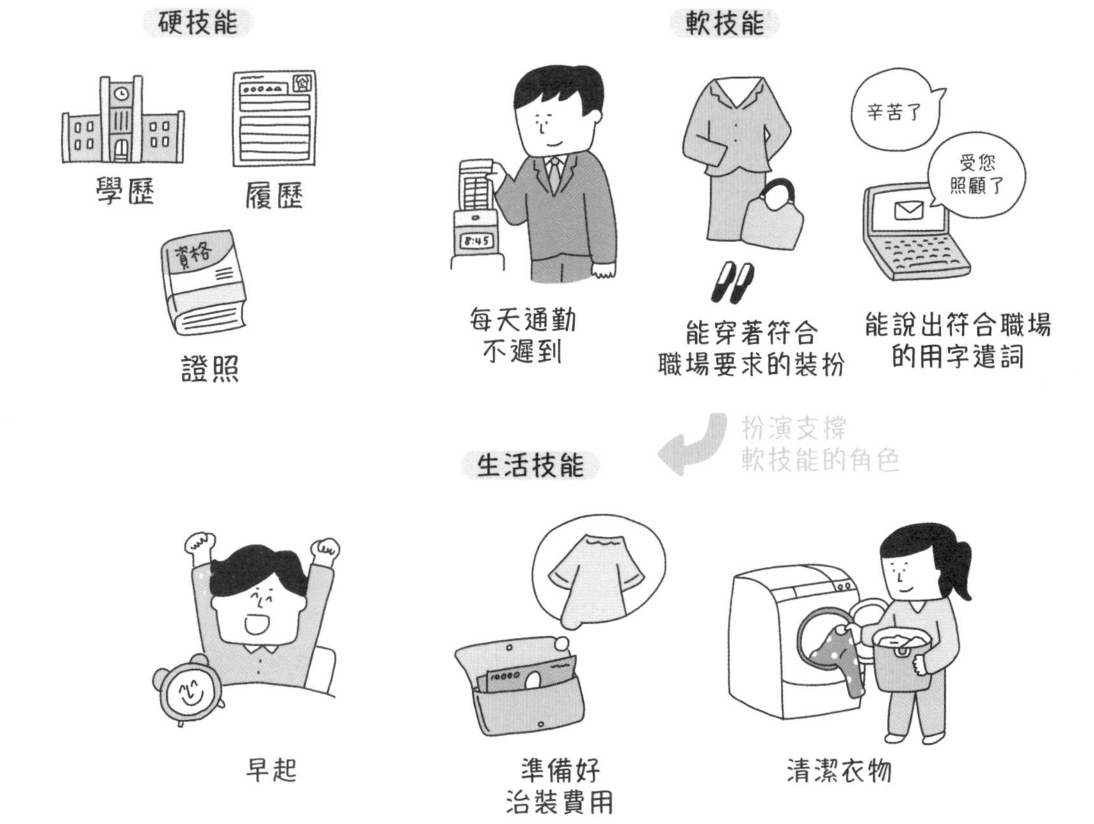

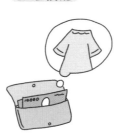

通勤能準時抵達公司，必須決定好時間起床，為了要能穿著符合職場要求的裝扮，必須要事前預留置裝費，或是衣服髒了要能清潔乾淨等技能，就變成不可或缺的能力。

從這樣的角度切入，是否更容易理解「發展障礙＝生活障礙」這個觀點呢？大多數人在日常生活中會覺得「不知不覺」或「自然而然」的事情，這些與生俱來、可以用感覺判斷的三次元世界，對於有發展障礙的人來說，常常是難以理解的。這種感覺就像是宇宙時空一般讓人無法掌握，因此他們可能會在沒有考量周遭狀況的情況下就採取行動。

就我了解，這樣的情形會使當事人遭受斥責或引起紛爭，出現像是「咦？現在在哪裡啊？」、「這樣好嗎？」這種受情緒左右而產生摩擦的狀況。

所謂讓自己具備生活技能，指的是能認知到自己有不易維持或不易發現現今社會架構的狀況，並試圖找出適合自己的生活方式藉此融入社會的方法。但如果受到社會架構的束縛，過度配合之下，也有可能導致身心靈的平衡崩壞，小看這個問題更可能導致與社會失去連結，出現自我無法調適的狀況。

其中也有人會因為「這些技能是不是沒有從小培養就來不及了呢？」這樣的想法而感到絕望。的確，如果能從小訓練，因為時間充裕，效果會更好。不僅僅可以減少錯誤的機會，受到責罵或遇到問題的情況也會少很多，更能夠及早做修正。

但在筆者與外子相處的過程中發現，**擁有想要做的心才是最好的時機點**。要用言語向小朋友傳達這種感覺相關的事情，看似簡單，實則困難。只有大人才能用「是像這樣嗎？」這種方式進行確認，而做不做得到也可以透過數字來衡量。

另外，對於小孩來說，比起在之後獲得更大的快樂，他們更在乎解決眼前的不愉快事情。可以說，小朋友相比於大人，更容易感受到壓力，因為他們不太能延後享受。在筆者與有發展障礙的丈夫一起生活的過程中，不斷在錯誤中反覆摸索。但因為我們都是成年人，有許多場合可以透過語言進行溝通和確認調整。

只要有開始，就不算太遲。能閱讀到本書就是一種緣分，如果能在其中找到感興趣的部分來閱讀，那就太棒了。

第 2 章

「無法管理好時間」該怎麼辦

認識時間扮演的角色

時間的流逝就像眼睛看不見的輸送帶一樣。有發展障礙傾向的人，因不善將時間的流逝與自己的感覺或行動連結，必須在理解時間特徵的基礎上，採取應對策略，讓行動可確實執行。

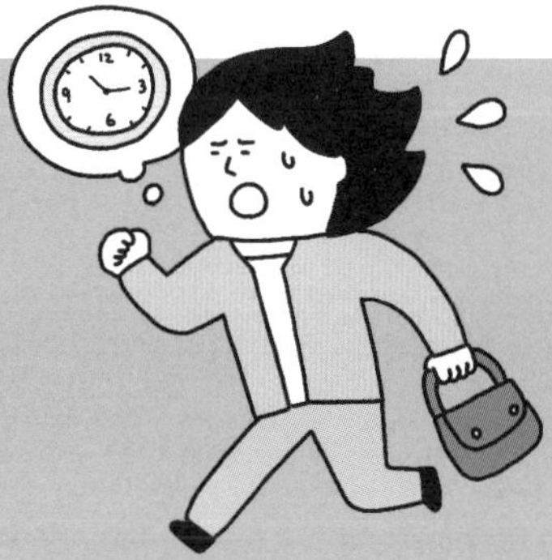

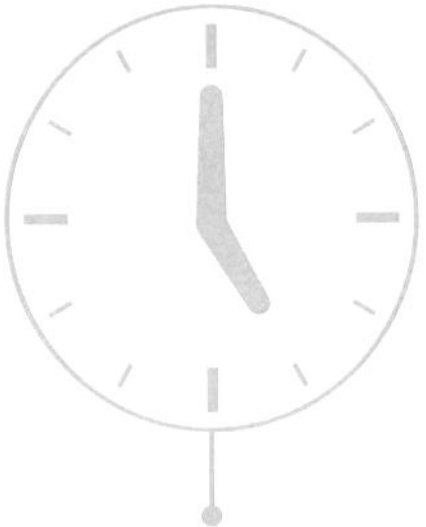

常常趕不上會合的時間

對策

- 活用轉乘APP
- 習慣將移動的時間也列入規劃中

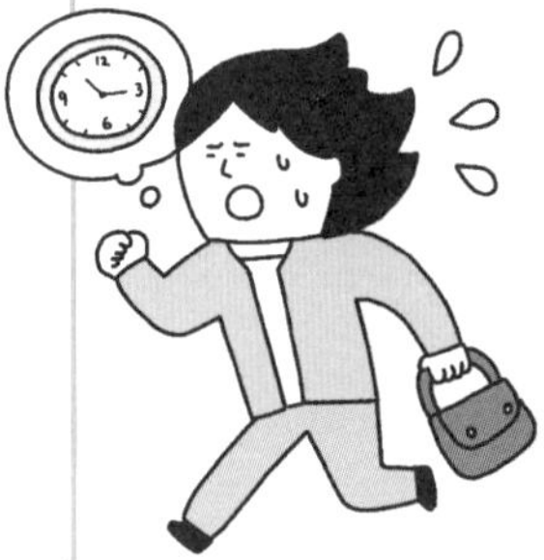

事例 和朋友相約看演唱會卻遲到了！

終於買到了非常喜歡的表演者的活動門票。雖然非常期待，但在活動當天，由於花了太多時間準備，注意到的時候，與朋友會合的時間已經迫在眉睫。

匆匆忙忙的趕出門，但因為太緊張，轉車的時候出了差錯，明明快到會合的地點卻迷路了，讓提前抵達的朋友等了好一陣子。又因為門票在我手上，無法趕上開演時間，結果只好在演唱會的中途進場。

雖然朋友說「不用在意」，但是心裡還是覺得不太舒服。「為什麼一直會這樣呢……」這樣的心情讓自己非常消沈。

原因 不擅長推算及安排時間

從大多數人的角度來看，可能會覺得「明明是很期待的事，怎麼會遲到呢？」但是，可能「正因為這麼期待」才會導致這樣的結果。

有發展障礙的人經常出現無法專注的困擾，其中一個特徵就是「無法冷靜」。而這樣的狀況在日常生活中就會演變成**「無法在重要的時間點，將注意力放在對的事物」**的情形。

舉例來說，ASD傾向較為明顯的人，因為過於期待演唱會，滿腦子都想著演唱會的事情，沒辦法顧及演唱會當天要帶的東西、行程、時間等現實面需做的安排。

另外，對於ADHD傾向較為明顯的人來說，在準備時可能會突然出現像「還是用這個包包好吧」的想法，也因此可能會影響行程，導致遲到。因為門票在自己手上，希望能比朋友更早一步到達現場，但由於關注的事物不斷改變，導致最終的決策與原本判斷後所做出的決策有所落差。

解決方法

行程需保留餘裕的彈性時間

利用轉乘APP調查時間

近期有越來越多提供路線查詢的APP，而且時間也都相當正確。只要先輸入從家裡到會合地點的資訊，便可透過郵件或是APP設定通知。也有轉乘APP提供將資訊

把「Yahoo!轉乘資訊」APP的搜尋結果輸入到線上行事曆中

1 搜尋路線，點選搜尋結果。

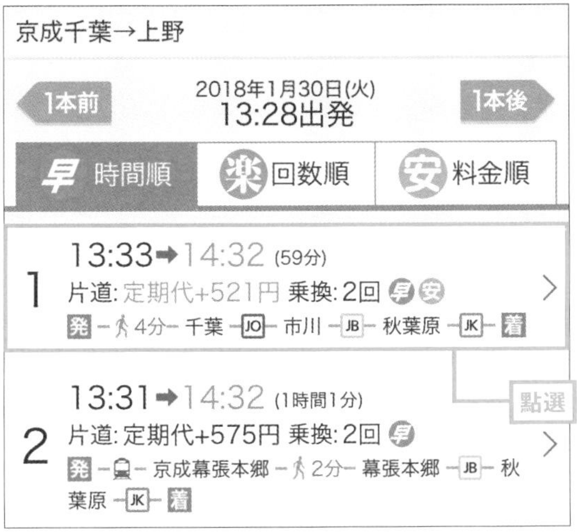

2 在點選路線下的清單中選擇「新增至日曆」。

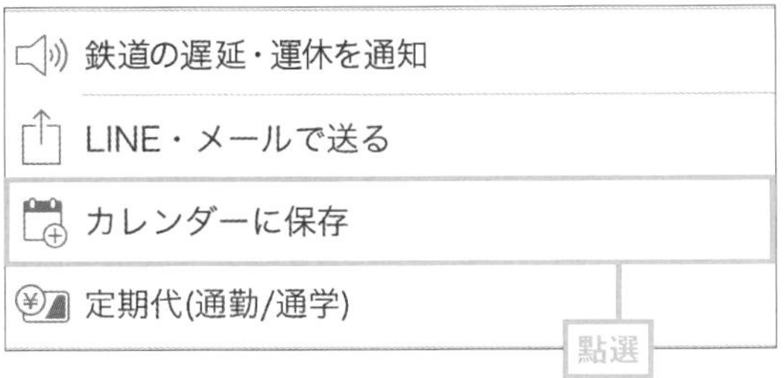

3 依需求設定通知或新增註記。

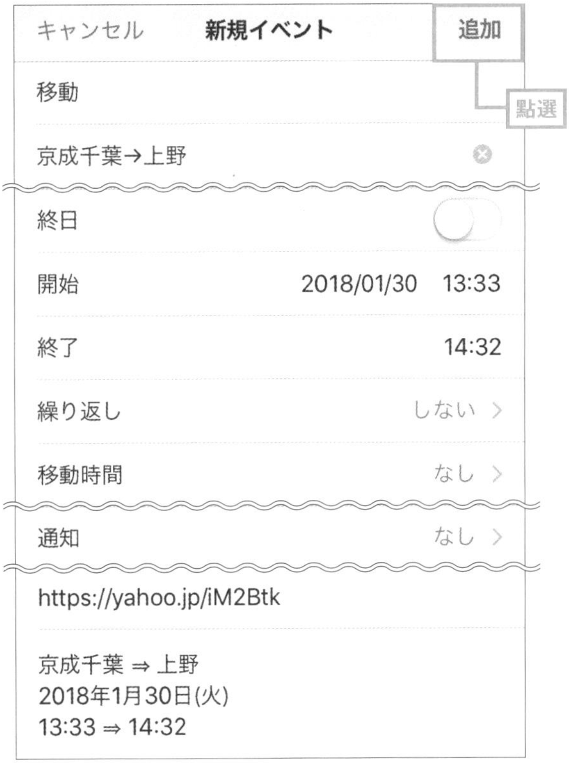

紀錄到線上行事曆的功能（參考上一頁），也可以透過訊息APP傳送資訊。另外，**設定出門前20～30分鐘的提醒**，這樣可以預留「差不多該確認有沒有忘了東西」、「出門前先上個廁所好了」這樣的準備時間，設定的方法請參考左頁說明。

相反的在提醒的鬧鐘響起之前，我們可以進行最低限度的準備（替換外出服、整理髮型等），這樣不僅出發的時候能更加餘裕，多出來的時間也可以分配給其他要做的事（家事等）。

習慣將移動的時間也列入規劃中

容易遲到的人，常出現「這樣應該差不多吧」，用估算的方式計算時間，並以「最順暢抵達的時間」為基礎計算需要的時間。但是，實際上還需要將等紅綠燈、列車緊急狀況、轉乘或在廁所排隊等所花費的時間一併規劃在行程中。雖然每一件事情看似都不會花上太多的時間，但累積下來就會多出5～10分鐘左右。

因為對時間的感覺和實際的感知有所出入，在安排及推算時間時會遇到相當大的困難，這時候就由科技來為我們代勞，把已經確認的事項提前輸入行事曆中，即便覺得「好像可以再做點○○」，還是要讓自己意識到「不對，我已經和朋友有約了」，**認知到事情的優先順序**再進行判斷。只要反覆進行這樣的練習，在時間的掌握上就會更加熟練。

要意識到自己可能會忘記

將待辦事項計入行事曆或設定提醒，也是讓自己即便在做其他事情的時候，也能在對的時間想起該做的事，並可消除可能會忘記的焦慮感。時不時就出現分心的狀況，其實是因爲不擅長忘記或是消除記憶所造成（特別在ASD傾向較為明顯的人中更容易出現這種情形）。

乍看之下，這種特質似乎蠻好的，但畢竟人類的記憶容量有限。如果一直被不需要記住的事情分散注意力，就很難應對新出現的狀況。此外，由於不擅長消除記憶，往往會被不好的回憶困住，無法向下一個階段前進。

深入探究不擅長轉換注意力的狀況，可能是因為心中藏有「如果忘了該怎麼辦？」這種焦慮的情緒。適度的準備可以幫助我們告訴自己：「都已經做到這樣了，沒問題的！」試著利用這樣的方式來穩定自己吧。

提醒的設定方式。

1 點選想設定提醒的事項

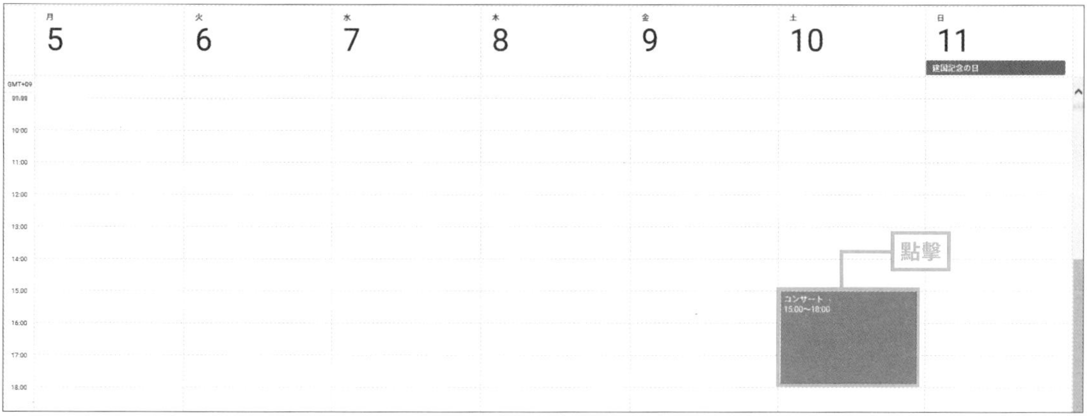

2 點選「編輯」。

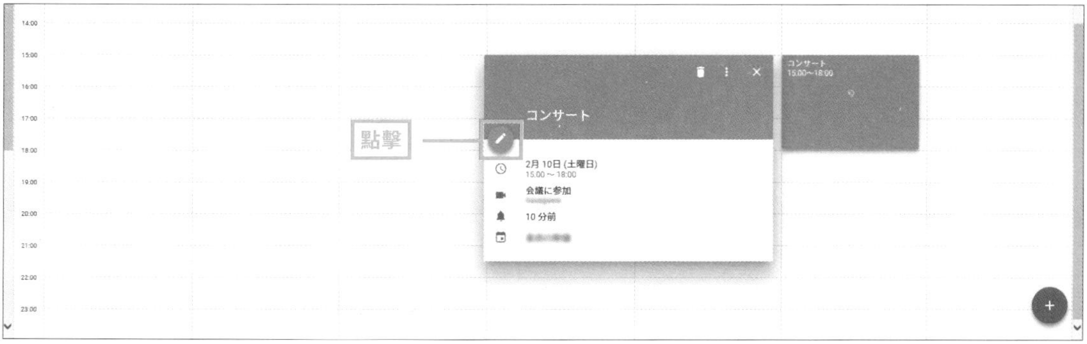

3 將提醒設定在外出前20～30分鐘（❶）選擇「傳送電子郵件」或「通知」等提醒方式（❷）。

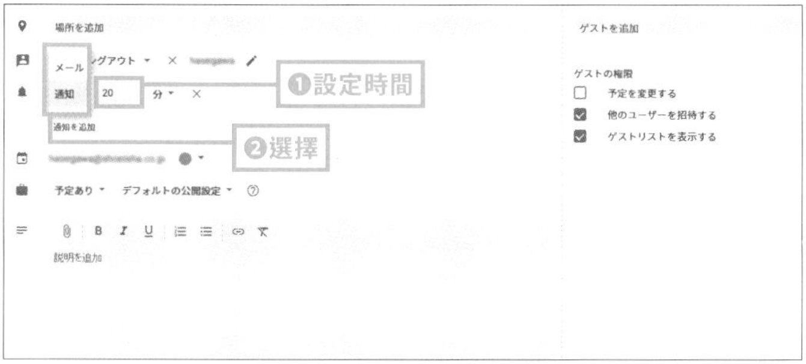

4 在設定好的時間跳出提醒。

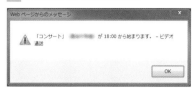

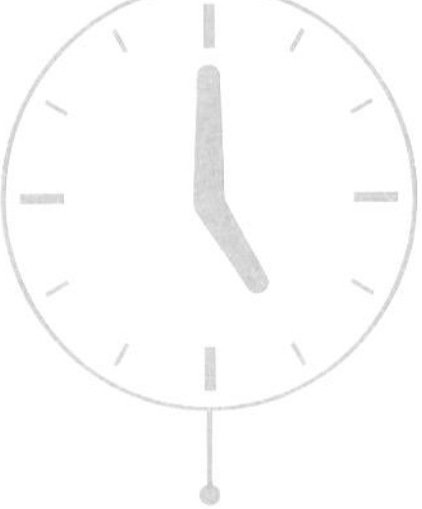

無法妥善規劃時間

對策

- 將準備事項以個別群組的方式分類
- 思考有沒有不做也沒關係的事情
- 製作屬於自己的年度行事曆

事例

當要做的事情太多便無法照著計畫進行

久違的週末假期，中午前把家事做完，再到附近的咖啡廳吃個中餐，看完電影，回程再去超市買個東西好了。

但是，實際的狀況是不僅比平常更晚起床，超過了早餐時間邊吃邊看電視，和朋友在SNS討論「下次一起去喝酒吧！」就這樣一轉眼間就接近中午，匆匆忙忙的把衣服放進洗衣機並開始打掃，這時候午餐時間都快要結束了。

因為早餐很晚吃，放棄原本去咖啡廳吃中餐的計畫，直接外出，想要看的電影行程卻因為放映時間無法配合只好取消，有氣無力的前往超市買東西，一回到家才發現忘記曬衣服。「結果沒辦法照著昨天計畫進行……」，就這樣邊嘆氣邊把衣服重新洗過並曬好，整理買回來的東西時整個人精疲力盡。到底其他人是怎樣管理時間的呢？

原因

沒有設定完成期限或要做的事情優先順序不明確

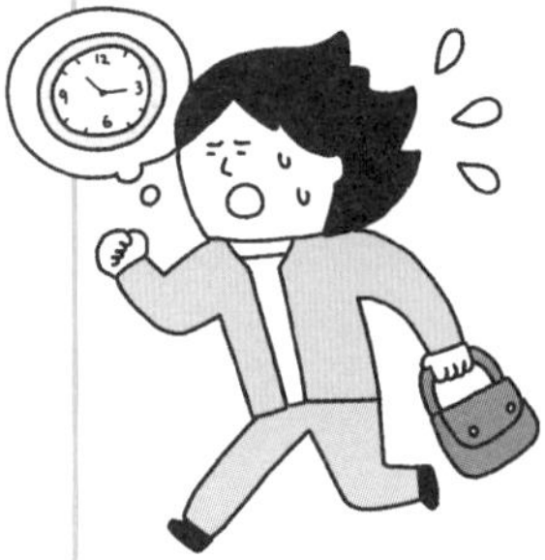

有發展障礙特別是ADHD傾向較為明顯的人當中，很容易出現**排入過多行程的狀況**。腦中出現「我想參加這個（想做這個）！」的想法時，即便時間相當吃緊，也很容易覺得「總會有辦法啦」，然後硬是把事情擠進行程中。

另外，對於ASD傾向較為明顯的人來說，**他們在自己想做的事情**

上會全心投入，並且相當執著。如果無法按照安排在「○星期的△時某刻做×件事」，就會感到相當焦慮，甚至還會出現無法控制的慌亂場面。

不少有發展障礙的人，在許多狀況下，即便出現「明天去看電影吧」或「來做家事好了」這樣的想法，也無法驅動腦中執行計畫的動力，導致最後只有「結果今天一整天什麼都沒有做」的遺憾。

此外，無法好好掌握時間的另一個原因，便是因為對時間的感覺太過模糊，當有其他在意的事情時就很容易分心。因為沒有在前一天，明確地設定好起床及出門的時間，比起早上起床後馬上開始動作，就會相當容易受到眼前的手機或是電視影響而分神。

只要一開始關注事情就很難放下，這也是在日常生活中常造成困擾的特徵之一。即使休假的早上有看電視的習慣，但如果看電視會趕不上看電影的時間的話，還是先不要看比較好。要養成能夠在比較之後，排出事情的優先順序這個習慣這點非常重要。

Column

便利貼、貼紙、標示膠帶的使用方式

最近在書局裡可以發現相當豐富、搭配日誌本使用的便利貼、貼紙及標示膠帶（紙膠帶），多樣的選擇讓人目不轉睛，但買了又常無法好好使用。

紙類文件為了在收拾或整理時能夠方便閱讀，便需要花時間進行分類作業。這個時候，只要能善用貼紙或便條，以內容分類的目的進行標示，就能夠改善分類作業的效率。但是，如果貼得太多反而會造成混亂，所以大致上選擇 3 ～ 4 種顏色做分類就可以了。

舉例來說，把內容大致分為工作及私人事務，貼在日誌本及筆記、資料夾等物品上就能輕易辨識。貼紙的顏色可以和線上行事曆標註的顏色統一，馬上就可以看出「這週好像事情比較多喔」，視覺上來說更容易辨識。

紙膠帶可以用在每個月的起始頁，扮演索引的功能。有跨日的行程（像是月底月初的作業、跨日的出差等），可以使用細的紙膠帶黏貼標示。便利貼及紙膠帶可以重複黏貼，如果是暫定的計畫，可以先標示在上面，等確定後再寫入日誌本中。也可以把需要來回進行討論的事項寫在便利貼上，在等待對方回應的時候，可以先分到旁邊，這樣可以更容易與目前的待辦事項做區隔。

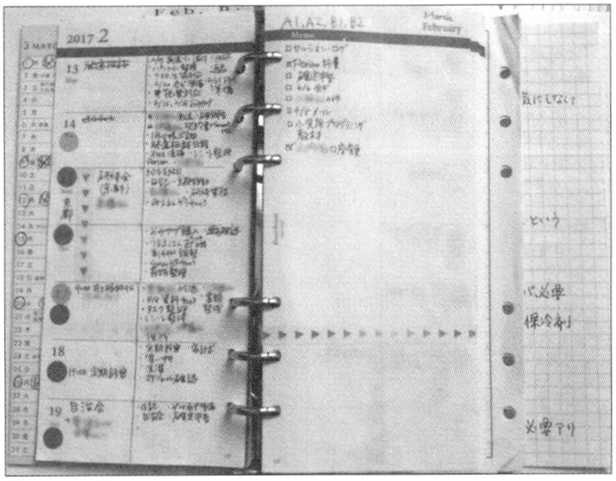

解決方法

製作「代辦事項群組」

如果有在工作，放假時多會優先做平日無法做的家事或以休息為主，這樣下週才能更舒適地迎接繁忙的工作及日常生活。我們以此為前提擬定計畫。

舉例來說：

・如果是兩天的休假，我們將外出的計畫集中在其中一天
・找出外出前可以做的家事，安排適當的時間完成
・將想看的電視節目錄下來，晚上有空的時候再看

決定好像這樣的規則。

來看個實際例子：若你正準備安排看一場電影，時間和地點就是你需要決定的事項。首先你要調查這部電影在哪個電影院的哪個時段有播，然後將這個時間安排進假日的行程中。在這過程中，像在咖啡店可以做的事情，例如聯絡朋友或設定好錄影以便晚上慢慢欣賞的電視節目等，優先順序就會往後移動。

起床後換上衣服，把衣服丟進洗衣機↓利用這個空檔吃早餐，並整理收拾↓曬衣服↓整理洗衣服使用的工具及進行家中的清潔掃除↓擬定購物清單↓調查電影上映的時間，配合時間準備外出。**將這些動作設定為1個群組**。

先洗衣服，是因洗衣服是由機器代勞，在同時間就可以做其他的事情。善用工具做起事來就會更加便利，要好好安排利用。另外，趁著洗衣機在運作的期間來吃飯或整理，做完家事後可以馬上銜接曬衣服的作業，這也是用來避免吃飯後，把時間用在看電視或上網，可以立刻起身動作的方法。利用這樣的規劃，自然而然的讓閒置的時間減少，輕鬆地接續下一項作業。

找出「可以不用做的事」

有發展障礙的人當有在意或是熱衷的事情時，很容易將注意力全都放在這件事情上。但是，因能自由使用的時間有限，便**必須減少在日常生活中優先順序較低、即便想做但是也無法持久，或是可以不用做的事情**。

ADHD傾向較為明顯的人，常常會因為有「這個那個都好想做！」這種想做的事情越來越發散的想法，空閒的時間慢慢被塞滿，日常家事會漸漸累積並延遲處理。

ASD傾向較為明顯的人，如果有在意或是想做的事，只要不做到自己能滿意的程度就不會停止。家事也想做到完美而過度拚命。舉例來說：在調查事情時，通常在有一定程度的了解下就可以停止搜尋，

制定看電視或上網的規則

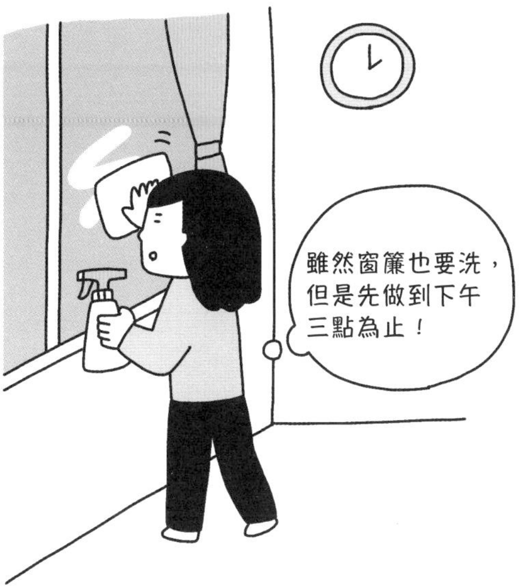
雖然窗簾也要洗，
但是先做到下午
三點為止！

決定時間及分配

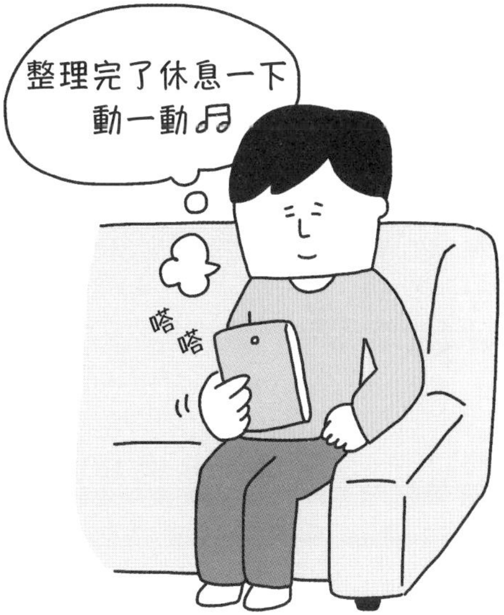
整理完了休息一下
動一動♫
喀
喀

「做完該做的事」
就有獎勵

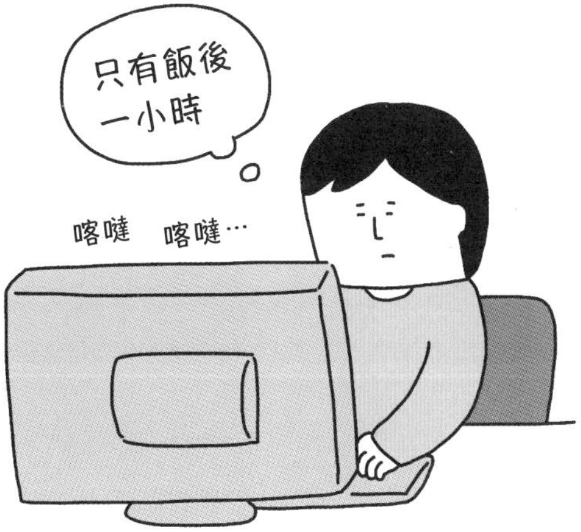
只有飯後
一小時
喀噠 喀噠…

決定看電視及上網的時間區間

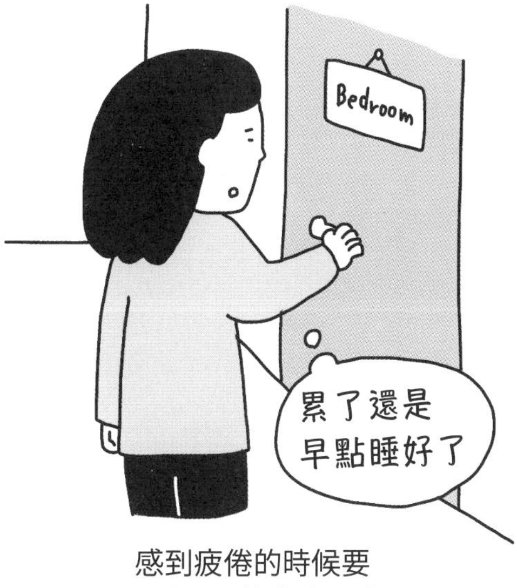
Bedroom
累了還是
早點睡好了

感到疲倦的時候要
以睡眠及飲食為優先

但有ASD傾向的人，如果不把所有相關的資訊讀完就覺得不自在。平時並不太在意打掃，但是只要一開始打掃，就會有想要徹底清潔的情形出現。

不管是有ADHD或ASD傾向的人，對於時間的掌握容易掉入與一般認知不同的節奏中，並對生活造成影響。

一天有24小時乍看之下很充裕，但扣除睡眠、用餐、工作及做家務等生活中必要花費的時間後，能自由運用時間意外的少。

當然，這不代表所有的人都會有這樣的狀況，也不是僅限有ADHD或ASD的人才會出現的情形，一般來說，有ADHD的人較易出現下面的狀況：

・不小心就一直流連於網路世界
・當想看的電視節目結束後，忍不住接續看下一個節目
・用餐結束雖想要趕快收拾，但起身後因為覺得麻煩就開始閒晃

有ASD的人則較常出現下面的情形：

・雖然想要整理，但一看到之前的書又一不小心看到最後
・開始打遊戲等活動，不徹底完成就不肯罷休
・如果開始打掃玄關，一定要徹底完全的清潔，最後就只掃了玄關這個區域而已

這些都是會讓時間不經意流逝的原因。特別是有智慧型手機後，龐大資訊會讓人不由自主的一直盯著螢幕看，也造成無法跟著原先計劃好的步驟執行，手機的出現雖便利，但也須思考要如何善用才行。

像這樣「不小心會忘記時間」的習慣，在現今社會常常會造成負面的影響，就特徵來看像是：

・容易被取悅
・起初覺得只要一下就好，卻容易不自覺地花了很長的時間
・不太移動（容易將注意力放在特定區域，如打掃時的狀況）

在上述情況下，實際工作所需的時間和精力與所能獲得的滿足感或快樂相比，後者顯得更加重要。因此，如果無法預測到良好的結果，就很難忍受所需的努力。

所以這時候就要告訴自己「當完成必須做的事情，再利用剩餘的時間上網，這樣會更加滿足愉快，也可以減輕該做的事沒有做完的罪惡感」，**減少時間小偷這種浪費時間的行為**非常的重要。

然而，要一次完全放棄看電視或上網的時間，便可能因壓力導致下次出現反效果，所以可以先設定像是下面這樣的規則：

・設定「做完該做的事情」能得到的獎勵
・決定時間及分配（尤其結束的時間）

回顧「自己做過的事」的紀錄

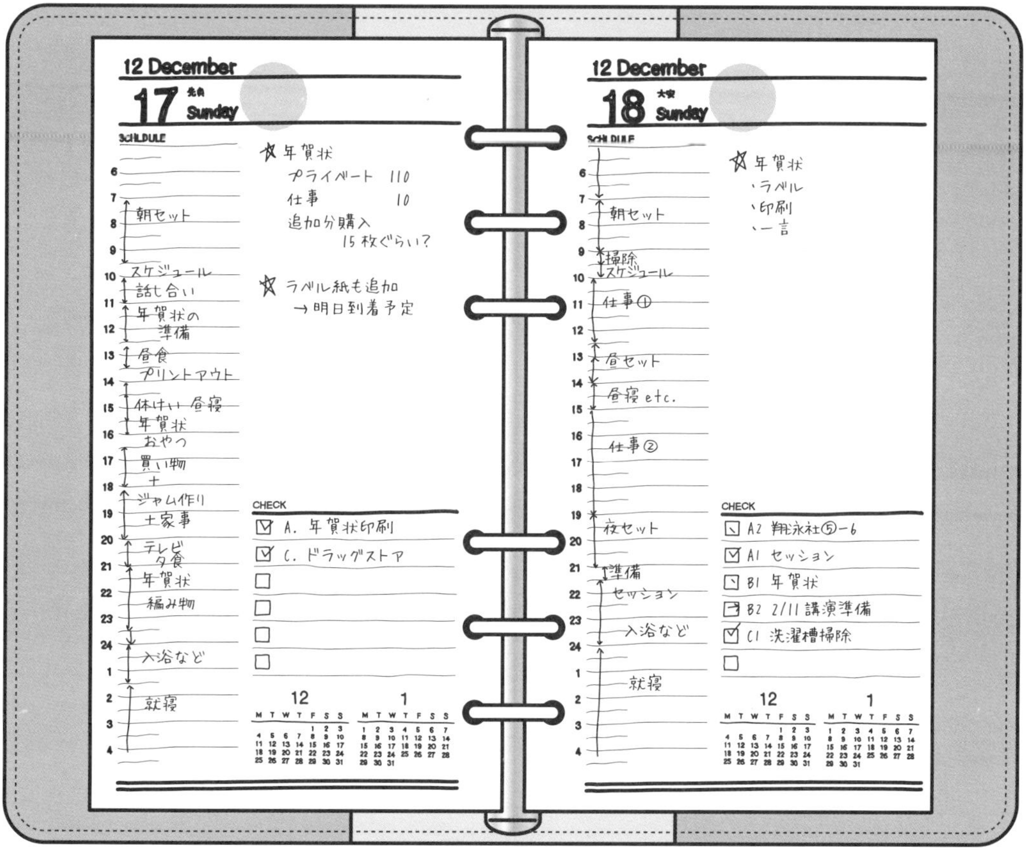

・覺得疲累的時候，要將睡眠及飲食的優先順位排到最前面

・決定好看電視跟上網的時間

不少有ADHD的人對於時間的感受上較為薄弱，因此，使用像上圖的方格紙或日誌等工具，以約一週為單位，**記錄自己做的事情這種方式就相當實用**。如此一來，可透過視覺化的呈現，出乎意料的發現其實並沒有那麼充裕的時間做這些無意識的行為。也可以自行估算在日常生活中那一些事情需要花上比較長的時間完成（當然ASD的人也可以參考此方法）。

比較起來，雖然ASD的人對於時間感覺較為準確，但他們往往會過度關注「自己在意的事情」。有些人會不斷將注意力集中在「週末計劃的活動」、「守時」以及「追求完美」上。如果無法達成這些目標，他們可能會突然崩潰，甚至出現中途放棄的情況。

雖然在週末完成所有事情相當重要，但即使時間上有些誤差，或是完成度不高，我們也可以試著思考：如果這些事情能讓自己或周圍的人感到開心，那也不是很好嗎。抱持這樣的想法是非常重要的。

另外，也可以試著降低標準，想看看「這樣也可以吧」，把計畫的步驟切分成小段落，一步一步的完成，**變成更符合實際上可執行的計畫**，這個觀念也很重要。

最後無論是有ADHD或ASD傾向的人，當無法控制自己不自覺地做出厭惡的事情時，往往會導致壓力累積，引起疲倦，並對身心造成相當大的負擔，這種情況相當常見。在面對這樣的狀況時，首先可以試著將時間分配在睡眠、輕量運動（如散步或健走）及注意飲食均衡。若這些行動對你來說有些困難，那麼不妨從意識到「今天的我很累，有壓力」這個想法開始練習。

製作「專屬歲時記」

人們容易不經意地忘記已經決定要做的事情，往往是因為這些活動是在一段時間後的預定行程。每個月、每季、甚至每年都有許多固定要做的事情，例如年末年始、盂蘭盆節等。此外，不同區域的自治會也會安排每個月的共同作業，這些活動出乎意料地多。

即便沒有特別固定的安排，應該也會有適入某個季節特別要做的家事，或是一年的某個時期固定的安排。像是天氣變熱的時候要拿出電風扇，換成適合夏季的棉被及衣物，變冷時則要收起電風扇，拿出暖爐或保暖裝置，並替換成有禦寒功能的棉被及衣物。

在盂蘭盆節、過年返鄉或準備賀年卡等與親戚交流的互動，也不能再像學生時期都交給父母處理，而是漸漸地要能自己掌握。你可能會覺得「我自己是覺得沒關係啦」，但不免俗的會從雙親那裡聽到「既然都回家了就幫忙打掃一下啊」或是「○○（父母或親戚）的生日快到了來聚一聚吧」這樣的對話。

即使腦中想著「我好想看電影！」，不妨試著這樣思考：「如果要看電影的話，似乎下週會比較好。」或者「這週先回家幫忙，這樣下週應該能更享受。」透過這樣的方式來調配時間，把想做的事情安排在完成固定行程的下一週吧。

在與有發展障礙的人相處後發現，許多案例不擅長「從身體感受到季節的變化」，也就是說對一般人來說「天氣變熱了差不多要換成夏季衣物了」這樣理所當然對於眼前溫度及季節變化的判斷，對有發展障礙的人來說相當困難。

歲時記實例

月	衣・住	年度例行活動	工　作
1月	整理書信文件	父親生日	開始工作
2月	整理書籍、打掃浴室		
3月	清洗窗簾、清點衣櫥物件	彼岸（掃墓）	
4月	清潔鞋子、準備二手物品	母親的生日	
5月	打掃空調及抽風機		
6月	衣服換季、清潔		員工旅行
7月	打掃窗戶		
8月	打掃外牆	盂蘭盆節	暑假
9月	打掃客廳		
10月	打掃車庫	丈夫生日	健康檢查
11月	衣服換季、準備保暖裝置	準備賀年卡	
12月	清潔玄關周邊區域	準備賀年卡、聖誕節及新年的準備	年末整理、年度工作收尾

雖然這個情境背後有不同的理由，以筆者的經驗來說，是因無法把「氣溫升高了」、「好熱」這樣的現象跟「要換夏季服飾了」「要拿出電風扇還有清潔空調，做好迎接夏天的準備」這樣的動作做連結，無法判斷正確的因果關係所造成的結果。

筆者本身對於季節轉換的調適極其不適應，為了不要錯過該做的事情，**除了平常用的行事曆外，筆者另外製作了如上圖關於年度大略要做事項的歲時記**。簡單來說就像是學校會發的年度行事曆一樣，但這個是專屬於自己的版本。

為了要能事先掌握在忙碌的時期或一段時間後的重要行程（如健康檢查、返鄉等），可以的話也可以做成紙本日曆或是以表的方式呈現（日曆的使用方式請參考下一篇）。

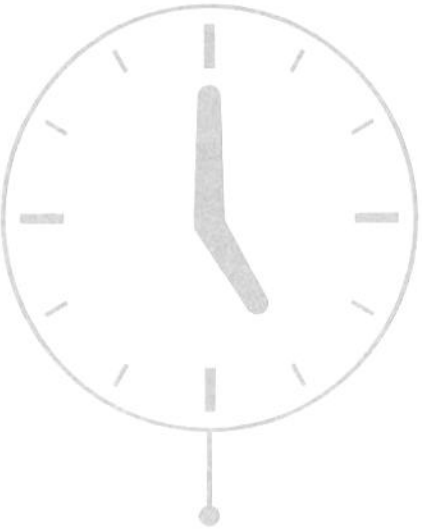

不知道如何使用日誌本及排程APP

對策

決定主要使用的排程管理工具。

事例

雖然用日誌本或APP應該可以幫上忙……

公司的行程記錄在公司指定的線上行事曆中，私人的行程卻沒有決定要用私人線上行事曆或是紙本日誌等方式紀錄，直到發現時已過了一段時間，只好選擇放棄。

也因此，不管是家人、朋友或是熟人的邀約都無法馬上回覆，只憑模糊的記憶回答「這個時間應該可以喔」，但是卻不時出現同一個時間內安排了兩個行程，必須重新調整的狀況。

原本就不知道該如何使用日誌本或是排程APP。曾試過好幾次參考書籍或是網路上相關的方法，但結果都不太好相當挫折。到底要怎樣才能找到適合自己的方法呢？

原因

不明白日誌本及排程APP的使用目的

從另一個角度思考，比起無法使用日誌本的煩惱，應該說有發展障礙的人無法完全理解使用日誌本能帶來什麼好處。那麼，到底為什麼大家要使用日誌本及排程APP呢？大多數的人應該會回答「因為怕忘記行程或是待辦事項啊」。

的確是這樣沒錯，事實上使用日誌本及排程最大的好處就是**「可視化可使用的時間」**、**「有意識的思考時間，可回顧過去的安排、思考未來要如何使用」**。

時間的流逝是不可逆的，就想像時間就像是輸送帶。原則上是一個

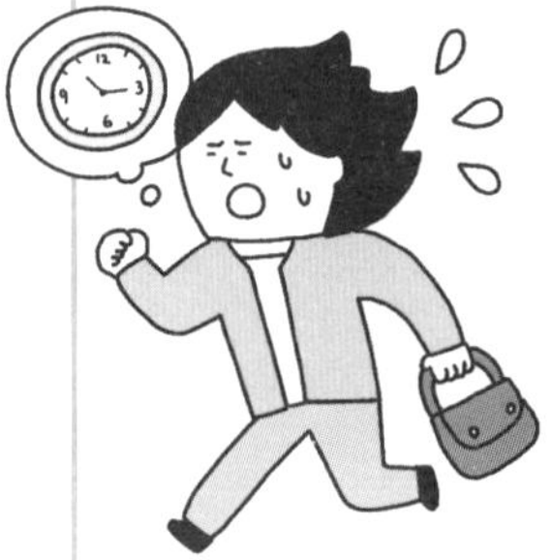

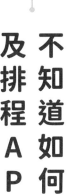

人使用一條（＝時間軸），上面能乘載的貨物（＝行程或待辦事項）也就一個而已。

雖然請求他人協助或使用工具輔助，就像是多了一條輸送帶，但相對而言，也可能會因為他人的請託而使自己的輸送帶上承載了超過一個貨物，這時候就難以完成自己的安排。此外，即使請求他人或使用工具，仍然需要做好事前的準備（例如，將貨物放到他人的輸送帶上）以及後續的追蹤（如支付費用、進行修理等）。實際上，這些過程在某種程度上也會切割掉自己的時間。

也就是說，日誌本及排程APP是將時間輸送帶可視化，協助你了解「這個時段可以承載的貨物是這一個」、「到這個時間為止就要卸貨了喔」這樣一個幫助分配時間的道具。

為了善用這些工具，**首先必需意識到依時間長短不同，計畫的性質也會有所差異，先來確認一下自己想要掌握哪種類型的行程吧**。雖然這只是其中一個例子，但以這個例子作為思考的基準會更容易理解，所以希望大家做為參考：

・超長期計畫（1年～10年左右）↓因為人生階段的規劃還處於想像的階段，很多事項的細節都還無法確定
・長期計畫（半年～1年）↓像是大型活動等，必須做事前準備的事情比較多
・中期計畫（1個月～半年）↓為了長期計劃所做的準備，與活動的準備階段等事項參雜在一起
・短期計畫（一週～一個月）↓固定的工作及從事前準備事項，切分出來的具體工作事項參雜在一起
・超短期計畫（當天～一周內）↓處理日常業務及突發事項等，容易與具體行程及工作事項區隔

解決方法 決定主要使用的行程管理工具

身處於資訊爆炸時代的我們，如果要從線上行事曆及紙本日誌兩者間擇一使用的話，我會建議使用**線上行事曆**。使用線上行事曆或排程APP的好處在於：

・便於設定重複的行程
・便於變更行程
・可使用提醒功能，在管理及統整待辦事項上相當容易
・可與使用相同APP的同仁同步資訊
・可以同步記錄在數個終端裝置上，不用擔心遺失的風險
・如可在手機上使用，移動時也可輸入資訊
・要搜尋以前的行程也相當容易
・經常性攜帶輸入工具的機率變高

特別是相當不擅長寫字的人，寫

日誌這件事本身就非常痛苦，這時使用線上行事曆就能帶來更有感的好處。當決定好要使用的ＡＰＰ後，把ＡＰＰ設定在手機的主要畫面上，第一步就是徹底養成「不管怎樣先輸入行程」的習慣。暫定的行程及移動時間等也一併輸入。

如果同時使用線上行事曆及紙本日誌，首先可在線上行事曆中紀錄優先的行程＋確認的具體行程，大略的行程規劃及準備在使用紙筆記錄，這種方式也是可行的。

瑣碎安排用線上行事曆，長期規劃用紙筆記錄

使用紙本日誌的好處在於：

- 便於全面性的確認
- 最適合用來確認中期以上的計畫
- 不用開機也能使用
- 種類相當豐富，在使用時要找到資訊也相當容易

特別是對於不擅長掌握中長期計畫的人，可以試著將線上行事曆與紙本日誌結合使用。例如「大概這個時期會相當忙碌吧」或「可能在這個時間點開始準備○○會很不錯」。透過這樣的方式來掌握大略的行程，作為未來規劃的參考。確認好方向後，再將計畫切分成具體的代辦事項，這樣在準備時也能更好地分配相關作業，決定哪些是要交由他人或機器處理的。

筆者推薦的是**蛇腹式年間計劃表**，這類型的行事曆在市面上又分成「『超』整理日誌」、日本商業計劃蛇腹式類型及系統性日誌的年間計劃表等不同類別。會推薦蛇腹式這類型的原因，在於將計畫表展開後，可以很實際地感受到時間的長度及行程的密度，更可以看出哪些期間時間較沒有空擋。首先，就從使用蛇腹式年間計劃表開始，以培養對時間的感覺為目標，養成以月為單位將行程視覺化的習慣。

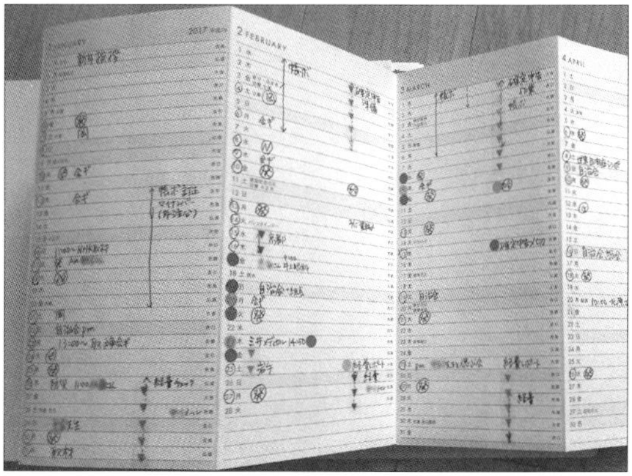

「蛇腹式日程表」能從整體角度俯瞰並確認行程安排

把日誌本或ＡＰＰ當作移動秘書或經理人

養成紀錄的習慣後，當出現「如果這裡可以再多做一些的話……」這種具體的期望時，可以針對自己的需求靈活運用日誌本和ＡＰＰ。

除了行事曆及待辦事項的功能，日誌本及ＡＰＰ還可以記錄下面的事項：

・**健康管理**（體重、血壓、基礎體溫、生理期、排便狀況、步數等）

・**情緒變化**（使用貼紙或標記紀錄）

・**家事紀錄**（食譜、打掃、衣服換季、賀年卡等）

・**興趣紀錄**（閱讀、電影、美術館、旅行等）

筆者在學生時代因身體狀況不佳，因此開始使用日誌本紀錄基礎體溫、生理週期等資訊，作為健康管理上的工具。這樣的紀錄在到醫院跟醫生說明的時候會非常便利，也更容易事先掌握身體的週期變化，提醒自己「生理期快到了稍微注意一下身體的狀況吧」。即便到現在，筆者都還是會記錄體重、排便、生理及頭痛等資訊，如果有前往內科或是婦科等科別就診時，就把相關資料帶上作為參考。

關於紀錄的內容，如果都是實用的資訊，有些人會有在工作的感覺而產生排斥，所以也可以試著記錄一些開心的事情、或是當事情完成後的感受等也相當不錯喔。如果列在行事曆的代辦事項都沒有辦法完成的話，多少會讓人覺得不舒服，寫下今天完成的事情，就像告訴自己「今天也很努力呢」，這也是培養自我肯定的機會。特別是容易把目光聚焦在自己的缺點的人，一定要試試看。

日誌本及APP除紀錄行程外的使用方法

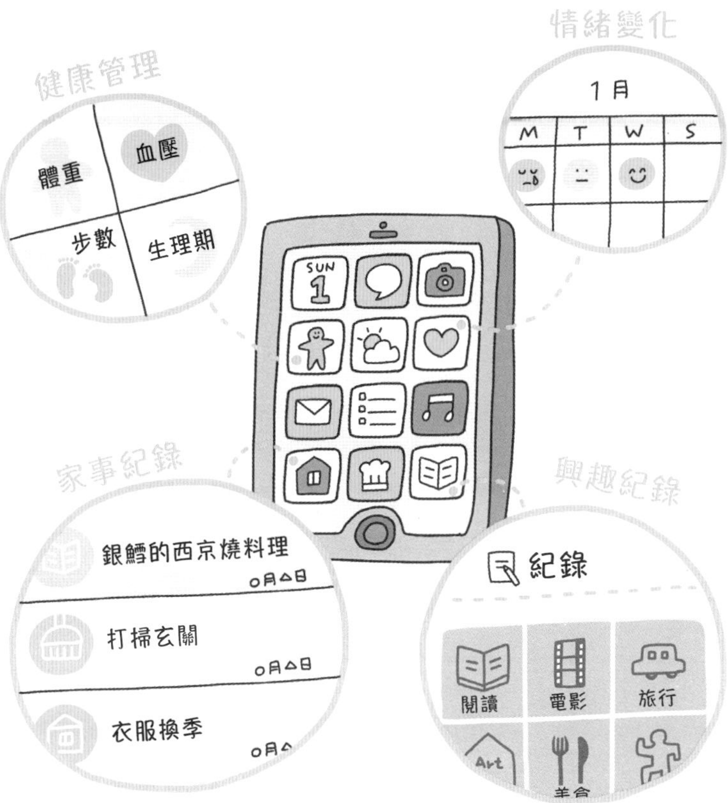

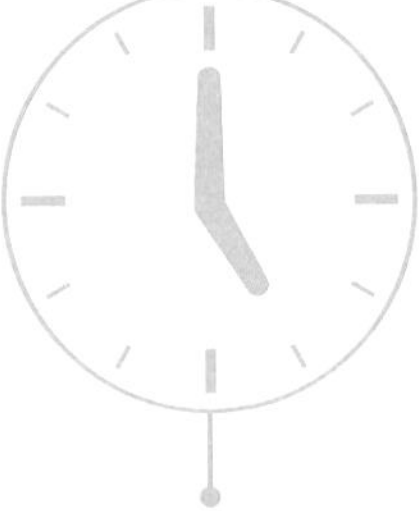

準備就花費好多時間

對策
- 擬定服裝搭配
- 前一天就先做好準備

事例

雖然想要找到合適的服裝搭配來亮麗出門……

發現同齡的人都打扮得時尚亮麗，但說老實話我實在不知道自己到底適合什麼衣服。

在家裡可以輕輕鬆鬆的穿著T恤，但假日和朋友約好要一起出門卻不知道要穿什麼。雖然親近的友人說「穿上更明亮的顏色應該很適合你喔」、「這樣的搭配感覺很適合喔」，但卻遲遲鼓不起勇氣，所以就一直穿著一樣的服裝外出。

想要改變現狀買了新衣服，才發現衣櫥裡已經掛著類似的衣服、新衣服很難和既有的衣服做搭配，結果就只好堆在衣櫥裡。

在網路上買了一雙相當時尚的綁鞋帶靴子，但因為不太會打結又覺得麻煩，穿過的次數屈指可數。此外，由於出門前一直無法決定服裝搭配，常常一不留神又會忘記帶上飾品。

原因

無法客觀檢視自己的優缺點，不太能找到讓自己輕鬆的方法

接收流行資訊，強調自己的優點並修飾自己的缺點是打扮的重點。舉例來說，在意自己身形的人，比起穿著寬鬆遮掩全身的服飾，上半身搭配較為寬大有圖案的衣服或較有份量的飾品，下半身則選搭緊身褲，更能修飾身形，讓整體看起來更加顯瘦。

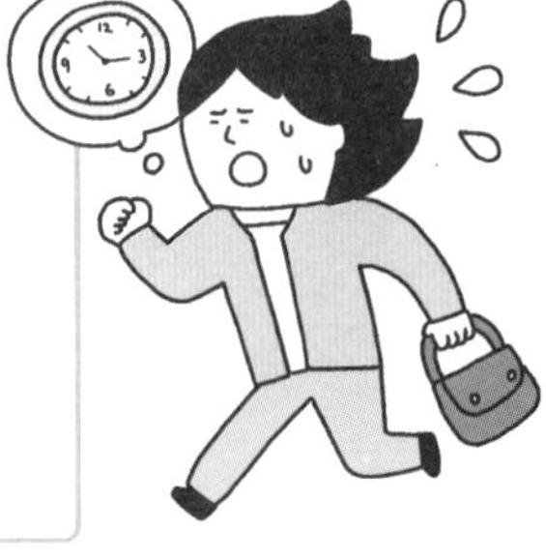

但是，有發展障礙的人**比起整體的穿搭，更容易糾結於某個細部的搭配；比起他人的眼光，更容易優先考量自己的喜好及在意的細節**，有不少部分都會讓服裝的時尚改造之路更顯困難。另外，適合或不適合屬於感覺上的判斷，因沒有明確的規則，在理解上就有些難度，而對於不擅長以直覺做比較的人來說也會相當難判斷。

工作職場因為有制服或是服裝規範，所以可以省掉不少麻煩，但是要比工作的服裝休閒一點，又要比居家服再時尚一點的搭配，追求的就是這種「恰到好處的休閒感、再加上剛剛好的時尚品味」。

首先試著上半身選擇白襯衫、黑套頭毛衣，下半身搭配單寧牛仔褲或較貼身的褲子開始，挑選適合自己＋穿得舒適的品項吧。

利用既有服飾完美搭配的秘訣

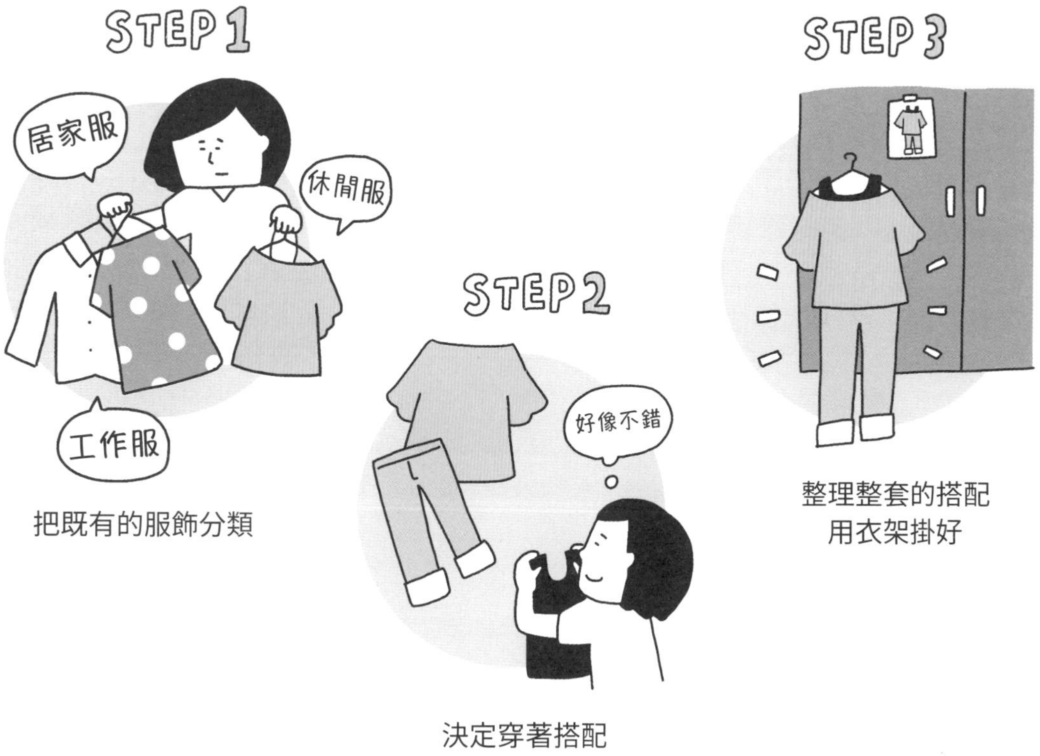
STEP 1
居家服
休閒服
工作服
把既有的服飾分類
STEP 2
好像不錯
決定穿著搭配
STEP 3
整理整套的搭配
用衣架掛好

解決方法

擬定服裝搭配↓
首先分四個季節
決定3個情境×2個搭配

如前面所提到的，為了方便參加各種活動，我們必須準備居家服、上班服（如套裝或適合職場的服裝），以及介於兩者之間的休閒服（兼具時尚與休閒的穿著）。

首先試著將手上既有的衣物依照上述類別分類。其中可能會出現「這個雖然是居家服，但是好像又可以當作休閒服」、「雖然是休閒服，但是工作的時候好像也可以穿」這種可以在不同場合運用的狀況，這時候就請先分在使用機會較高的類別中。

再來要決定整體的搭配，原則是**「上半身有份量＋下半身緊身輕巧」**或是**「上半身輕便＋下半身有份量」**這兩點。

最後再依季節分類，居家服、工作服、休閒服都各準備2～3套，這樣就可以配合不同的場合及體型的變化進行穿搭。

事先準備好整體的穿搭並用衣架掛好，再把套裝的照片貼在衣櫥上，這樣一來即便急著出門也可以快速的選出合適的搭配，相當方便省時。

你可能會擔心「好像都一直穿一樣的服飾……」，但是除非是對時尚流行特別有興趣，或是觀察相當仔細的人，大多數的人並不會特別察覺他人服裝等細節的異同，只要準備2套搭配好的服裝輪流穿搭，大約一半以上的人都應該不會發現才是。

先綁好鞋帶↓
節省穿脫的時間

有些人認為「時髦就是忍耐」，但相比於忍耐，選擇輕鬆一些的方式才能更持久。幸好，近期出現了越來越多時尚又輕便的穿搭選擇，這時候我們可以好好利用這些資源。特別是對於有發展性協調障礙傾向的人來說，只要意識到自己的需求，善用這些工具便能大大減輕生活上的負擔。

筆者是百元商店的**伸縮鞋帶**的愛用者，這是為了想在穿脫有鞋帶的鞋子時更加的便利。只要使用這個伸縮鞋帶，穿鞋子的時候只要使用鞋拔就可以在不用重綁鞋帶的狀態下輕鬆穿脫。外觀看起來也跟一般的鞋帶沒什麼差別，就算是搭配皮鞋也不會突兀，相當便利。

即便做的到但是手指不方便使力

的狀況下，就會在準備時耗費相當的時間，並讓人感到煩躁：

- 小鈕扣或扣子
- 要扣扣環的腰帶
- 要綁鞋帶的鞋子
- 蝴蝶結（女生的裝飾品除了服裝及鞋子外，有時候在髮飾及包包上也會看到蝴蝶結的裝飾）
- 蕾絲（容易纏到腰帶或是包包的金屬扣件上）

先列出在準備時會造成阻礙的東西後，再找出可以排除阻礙的替代選項吧。

簡化化妝流程↓只畫眉毛、臉頰及嘴唇等重點彩妝

男性可能比較難以理解，但是女生在準備的時候，化妝往往佔了相當多的時間。雖然說不想化妝也沒什麼關係，但隨著年齡增長，需要稍微裝扮的場合逐漸增加，只要能

準備時易造成阻礙的物品

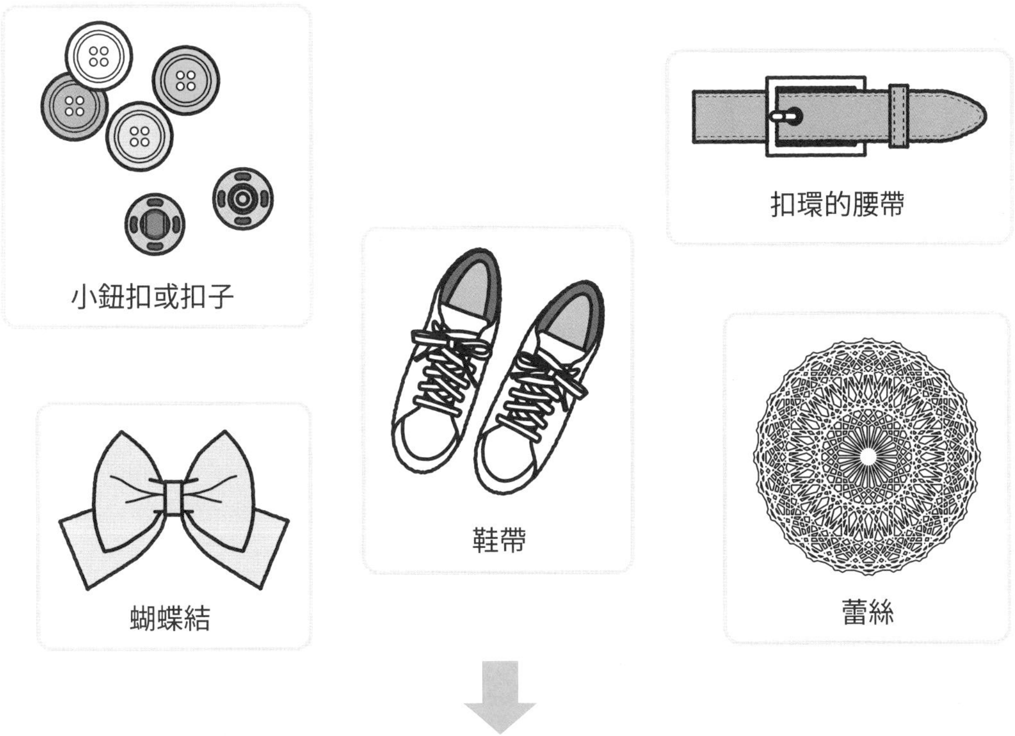

條列出在準備時可能會造成阻礙的品項，找出可以排除阻礙的替代選項

抓到化妝的訣竅，準備的時間也可以大幅地縮短。

以前參與了電視相關的工作時，曾請教負責化妝的工作人員能否提供一些化妝的小秘訣，當時聽到的建議是**「眉型、肌膚光澤及臉頰的紅潤度是彩妝重點」**。換句話說，著重在這三部分的妝容，就可以讓整體妝感相當自然。

基礎彩妝的部分，近期市面上有販售兼具防曬及乳液功效的雙效產品，相當便利。塗上薄薄的一層（如果不好推開，可試著將防曬及乳液稍微混合）就可以達到修飾的效果。如果擔心有出油的狀況，也可以在塗完防曬及乳液後，輕刷上蜜粉定妝。

眉型的部分，眉峰的畫法會影響整體的印象。如眉峰平緩給人較為自然的印象，相反的如果角度較為明顯，則會有強調妝感的感覺。長期來看，眉毛流行的粗細及顏色較易有變化，但眉峰的畫法大致上沒有太大的差異。

眉峰的位置，可以以鼻子側邊與黑眼球外側延伸一直線到眉毛的位置為基準，往眼頭的方向顏色較淡、往眼尾的方向顏色較深，整體感覺就會看起來較為自然（參考左頁圖示）。如果覺得畫眉毛很麻煩，也可以使用臉部修容刀或是眉毛剪整理眉型，效果也不錯（如果沒有打算要畫眉毛的話就不要修剪過多）。

除了那些私底下不塗口紅會顯得氣色不佳的人，還可以使用護唇膏來代替口紅，效果並不會差太多。根據筆者的經驗，塗上口紅後嘴唇容易乾澀，因此我選擇使用帶有顏色的護唇膏。此外，由於我本身的唇色較深，擦了口紅反而會讓氣色變差，還曾因此被問過「你還好嗎？」的情況呢。

臉頰的部分，如果本身臉頰紅潤的人可以不需再做修飾，但如果臉色較差的人還是要注意。

在藥妝店中，可以找到一些乳液質地的產品，這些產品可以同時用於臉頰和嘴唇。只要在顴骨位置輕輕塗抹這類產品，就能打造出自然的血色。如果不清楚要選擇哪種色系，可以參考下一個段落來選出適合自己的顏色。

依色調系統性的整理↓
基本色＋強調色

即便是相同設計的衣服，顏色不同就會帶出不一樣的感覺。基本可分為適合黑色及米色系兩類，當覺得困惑時，先試試看黑色、灰色或是米色、卡其色的衣服，稍微比較一下哪種顏色看起來比較亮眼。如果還是很疑惑，也可以使用顏色診斷等網站進行檢視，試試由色彩專家推薦的品項。

輕鬆化妝小秘訣

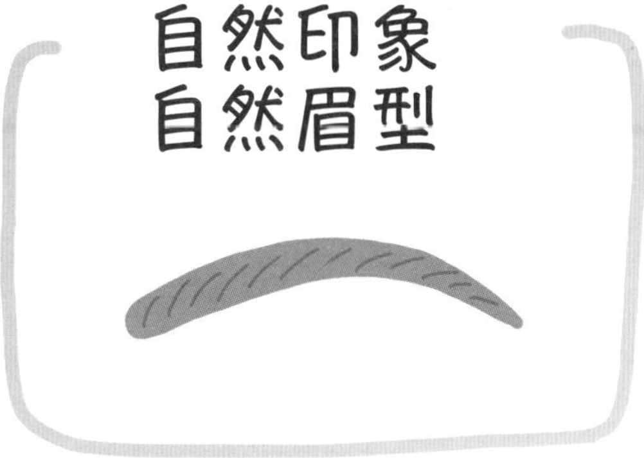
自然印象
自然眉型

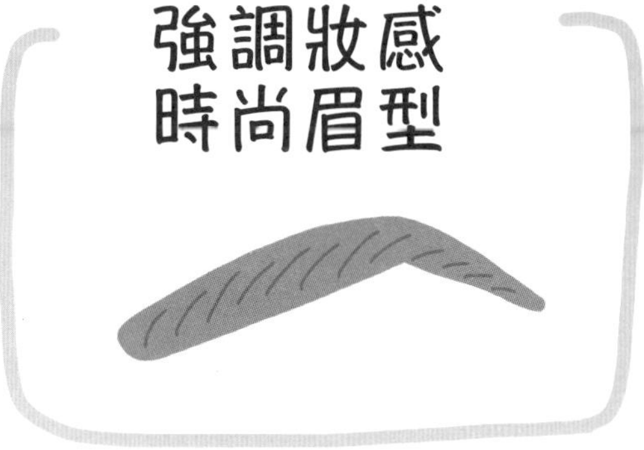
強調妝感
時尚眉型

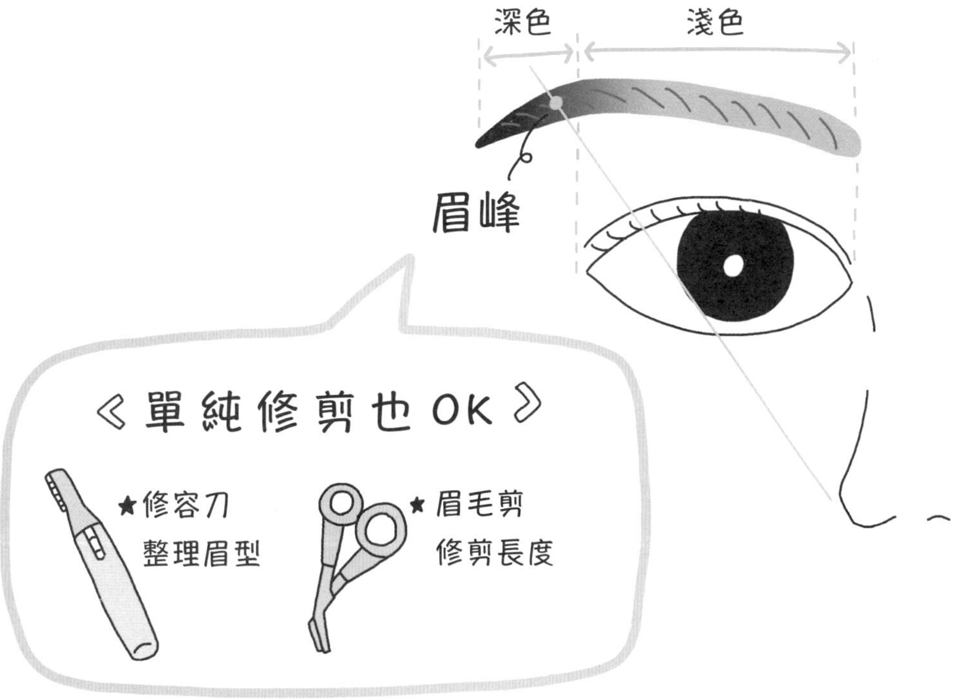
深色
淺色
眉峰
《單純修剪也 OK》
★修容刀
整理眉型
★眉毛剪
修剪長度

筆者較適合的是黑色系及鮮豔的顏色，基本色是單一色調或紺色、強調色則會選擇顏色鮮豔的服飾、披肩或是小配件來搭配。如果都是基本色整體看起來會顯得單調，搭配適合的強調色可以讓整體氛圍更顯活潑有精神。

還不習慣使用強調色搭配時，可能會因「過於華麗」的印象而感到退縮。這時可以先從帽子、鞋子、包包、圍巾等配件開始試試看。

前一天先準備好要帶的東西及衣服穿搭

即便決定好要穿的衣服，還是花了好多時間準備，煩惱到底要帶什麼東西，漸漸的就拖延到出門的時間。為了不要匆忙出門，就要在有時間的時候先行準備，才可降低忘記帶東西的可能。雖這麼說，還是有些物品比較適合當天準備（飲品、冷藏品等），所以第一步先從列出可以**提前準備跟適合當天準備的物品清單**開始。

可使用紙筆記錄，但如果可用如 Evernote 這類型可以同時在電腦或手機做筆記的APP紀錄的話，便可重複使用甚至編輯。

範例可參考左頁列舉的品項。這時會發現，無法提早準備的東西只有需充電及會腐敗等物品而已。

因此，可以提前將能夠準備好的物品放入包包或袋子中進行收納。如果仍然擔心會忘記，可以試著搜尋可與手提包一同使用的手提包提把（搜尋時會出現許多選擇），這樣就能將它們固定在一起，做好萬全的出門準備。

貴重物品則可使用包中包或是內袋小包進行收納。區分工作及私人時間使用的包包，在整理上來說也相當有幫助。來想看看自己適合帶什麼樣子的包包外出吧（後背包＋側背小包、側背包）。

筆者的原則是搭乘電車的日子使用後背包＋側背小包，開車的日子則是使用側背小包加上可以放入A4文件的側背包或手提包。側背小包裡只放最需要使用的物品，平常都帶這個包包為主，較大的包包則是看狀況分開使用。像這樣依照不同外出情境先做好準備，就可以縮短猶豫及準備的時間。

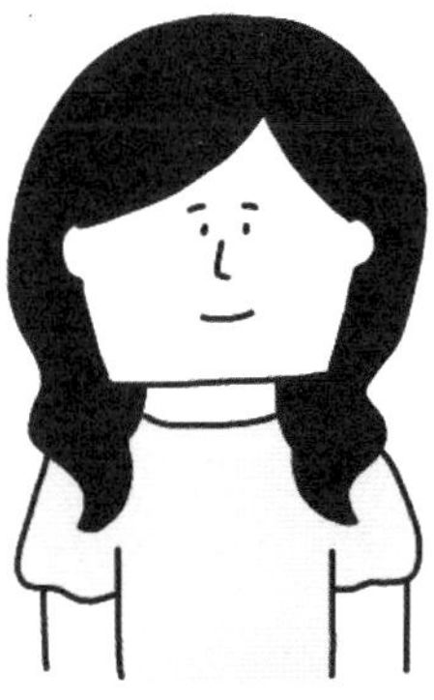

可提前準備的東西

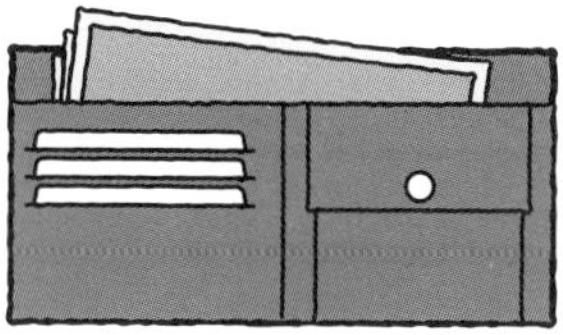

錢包

（可以的話請提前確認錢包剩下多少現金，
如果不夠要先去領錢）

鑰匙

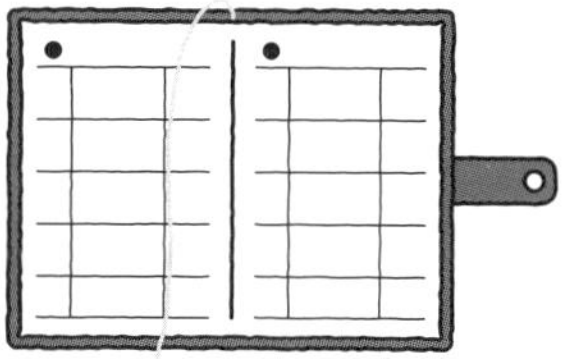

日誌

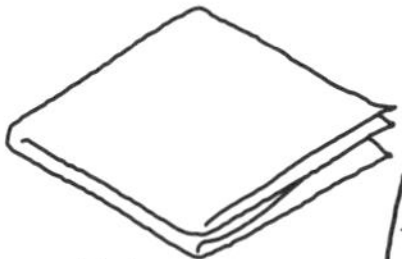

手帕

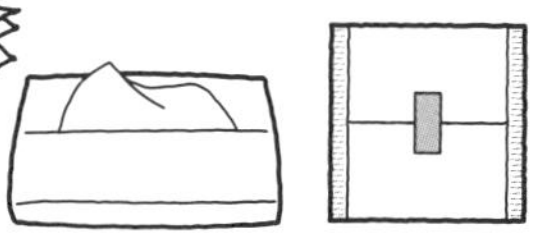

衛生紙、生理用品

（用完要補充）

藥品

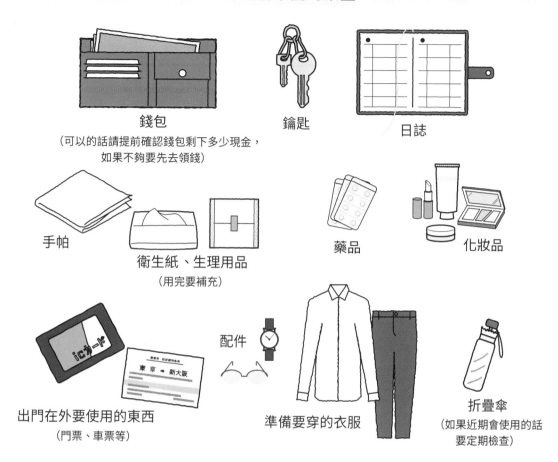

化妝品

出門在外要使用的東西

（門票、車票等）

配件

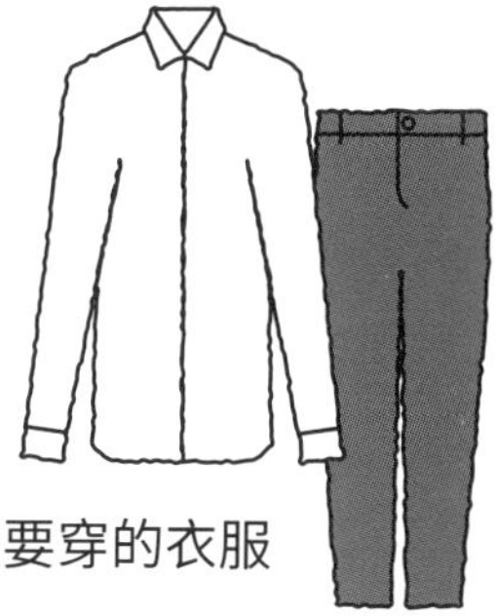

準備要穿的衣服

折疊傘

（如果近期會使用的話
要定期檢查）

當天準備的東西

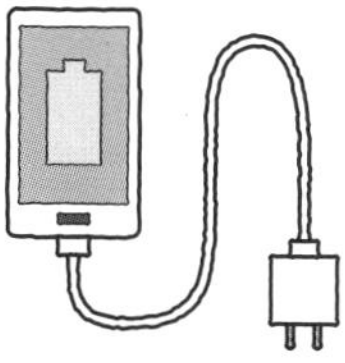

手機　充電器

（要充電的東西）

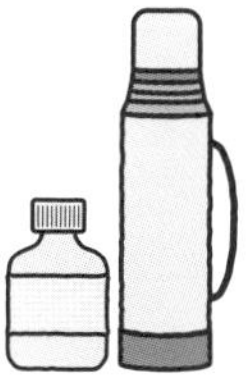

飲品

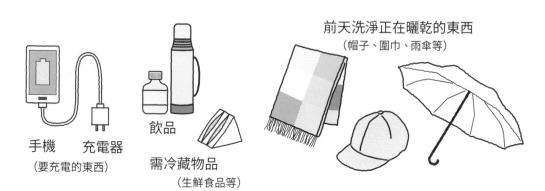

需冷藏物品

（生鮮食品等）

前天洗淨正在曬乾的東西

（帽子、圍巾、雨傘等）

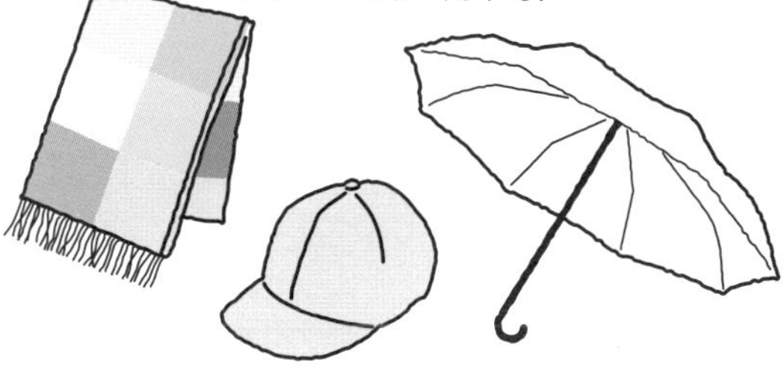

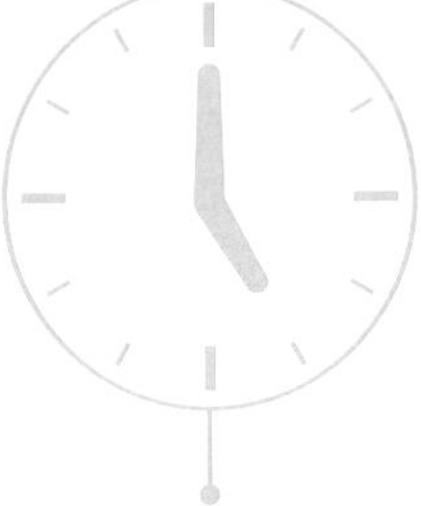

每星期都忘記倒垃圾

對策

○設定手機通知

○前一天先把垃圾整理好放在玄關

早上總是被例行公事追著跑而忘記倒垃圾這件事情。即便想要有所改變，也因為每天能丟的垃圾類型不同，情況總是無法改善。

事例

早晨匆匆忙忙，注意到的時候都已經聽到垃圾車的聲音了……

早上在準備的時候突然聽到垃圾車的聲音，驚覺「啊！今天是回收可燃垃圾的日子!!」，匆匆忙忙的抓了袋子就往外衝，但是垃圾車已經揚長而去。

這樣的狀況反覆發生，垃圾就會漸漸的堆在家中，若有廚餘類的垃圾更可能會腐敗發臭，相當困擾。

原因

不僅要在時間內完成多項作業，還必須依星期不同調整垃圾種類，這是有兩層結構的狀況

早上要做的事情非常多，而且為了趕上上班時間，又不得不在同一時間思考並處理多項作業。事實上這樣的狀況，對有發展障礙或是有發展障礙傾向的人都非常有挑戰。

每天可以丟的垃圾種類都不太一樣。平常會先把垃圾處理好，但偶爾會因為先吃飯，然後又整理盥洗衣物，結果到了上班時間就忘記丟垃圾了。即使在同一個星期，由於奇數週和偶數週倒垃圾的規定不同，也容易出現弄錯或趕不上的情況。這些都是讓人一不小心就忘記倒垃圾的原因。

即便想要把惱人的垃圾丟掉，卻因為起床後肚子好餓先吃了東西，

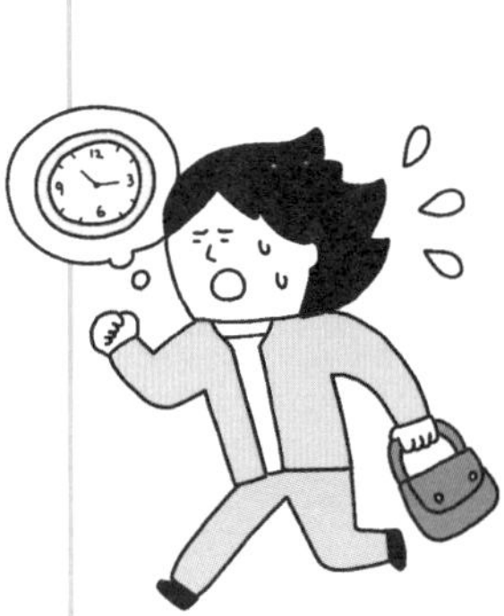

再來因為要外出丟垃圾開始換外出服，如果中途有其他在意的事又會分心。漸漸的，丟垃圾這件事情就被不斷的延遲了。

人在同一時間做不同事情使用的記憶我們稱為工作記憶（working memory）。這樣的能力有個人化的差異，透過覆誦檢查發現，標準大多落在7±2這一個區間。

但回歸到日常生活作業，比起檢測又複雜了許多，能一次全部記清楚的事項也非常的少，只要超過4項以上對大多數的人來說就會變得相當難記憶。首先必須要意識到，失誤的出現是因為工作記憶的容量超過負荷所致。

另外，有發展障礙的狀況下，**只要出現一件在意的事情，就會對這件事情相當執著甚至鑽牛角尖**（ASD傾向）、**容易被眼前出現的事物吸引而無法專注**（ADHD傾向）、或是**處理數字的資訊**像是第○△個星期要倒不可燃垃圾等情境會相當困難（數字LD）等狀況。但如果只考慮丟垃圾這件事情，其實有很多可以應對的小秘訣。

解決方法

活用APP，讓機器來幫你記住事情

使用垃圾清運APP或是鬧鐘來提醒自己丟垃圾

近期地方政府或建設公司等單位開始提供**丟垃圾導引APP**。只要上網用「所屬地方政府＋垃圾種類＋APP」這幾個關鍵字檢索就可以找得到。首先，把這類APP下載到自己的智慧型手機或是平板上吧。

再來，把居住地址輸入APP中，使用GPS定位後，就可以得到居住地區收垃圾相關的日期資訊。如有設定提醒功能，則可在需要倒垃圾的前一天或當天收到通知。當年底或年初時沒收垃圾的時候也會收到通知，筆者本身也常常使用這些功能。

當「居住的地方沒有相關的支援APP」時，**可以利用線上資源及待辦清單（ToDo List）的方式記下預計丟垃圾的資訊**。如果設定提醒，也可以有和專門APP一樣在前一天或當天發送通知的功能。

不管哪一種方法，在一開始設定上都會有些麻煩，但只要設定好後就會自動發送通知，也可減輕「是不是不小心忘記了？」這種不安的心理負擔。就用讓科技來幫忙也不錯的心情設定看看吧。

日本許多地方縣市政府有提供垃圾處理訊息的APP

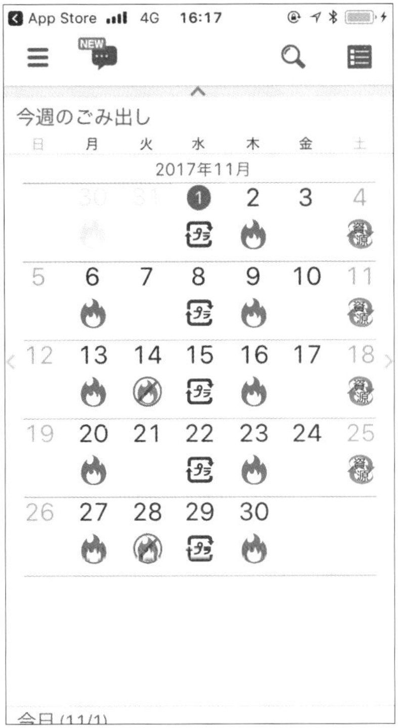

港區的垃圾清運APP

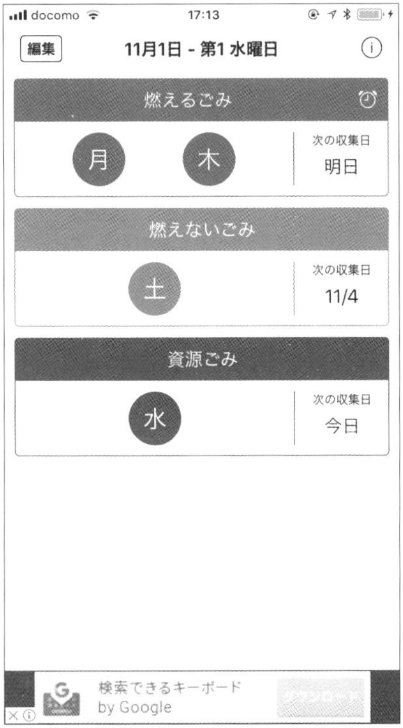

垃圾處理日期通知

可以事前整理好垃圾

另外如果可以的話，前一天先**把垃圾整理好放在玄關**，或是**掛在玄關的門上，以可以馬上拿出去為標準進行準備**。筆者的做法是除了廚餘外的垃圾，先花點時間依種類分別打包，並放置於玄關邊的空間，做好「隨時都可以丟」的準備。到了丟垃圾當天，就可以避免「沒有時間拿剪刀、繩子或是袋子打包垃圾！處理起來好麻煩！↓趕不上倒垃圾的時間！」這種惡性循環。只要想到「早上只要丟垃圾這樣就好」，心理負擔也會減輕許多喔。

第 3 章

想要解決金錢上的煩惱

依價值觀分配金錢使用上的優先順序

在管理金錢時，雖然有意識的連結自己花費的行為及收支這件事非常重要，但如有發展障礙的特徵的話，就很難憑感覺掌握收支及花費間的平衡。本章節將會帶著大家一起思考如何更輕鬆的與金錢相處。

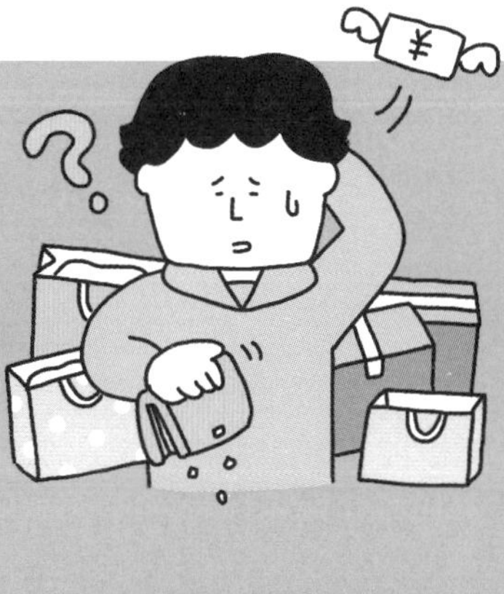

一不小心就亂花錢

對策

- ○善用家計簿APP，掌握生活開銷
- ○試著擬定大概的預算
- ○製作購物清單（持有物清單）

事例

注意到的時候錢包已經空空如也

工作結束回家前去超市採買東西，到櫃台結帳時才發現錢不夠，嚇了好大一跳！

因為太過驚慌，隨手把一些物品放回架上，終於能付款了卻也嚇出一身冷汗。因為之前在同一間店也發生過一樣的狀況，店員投以冷淡的眼光說「又來了嗎？」真是讓人無地自容啊。

上週和朋友們一起去喝酒，結帳時朋友說出「一起分攤酒錢喔」的時候才發現自己的錢不夠，只好請朋友代墊之後，再去便利超商的ATM領錢歸還。

明明想要讓聚餐有個開心的結尾，一直發生類似的事情真的讓人相當灰心喪志。

到底是什麼時候花了錢實在時毫無頭緒，為什麼錢一下子就會被花完呢？

原因

沒有掌握好收支狀況

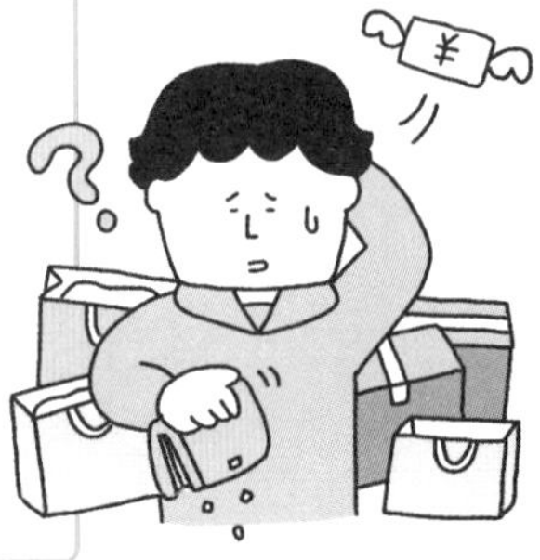

家計的基本觀念是收入＞支出，再配合收入的狀況決定要過怎樣的生活。如果想要買較高額的物品則需存錢後再購買，這樣的方式基本上大多數的人都能接受吧。閱讀家計相關的書籍，必定也會圍繞在這個類似的架構下介紹。

這個觀念確實是正確的，但在執行上遇到困難的人也不在少數，所以才會有各式各樣的家計簿陳列在書局便於購買的展示區。而且，也常常會聽到無法持續而倍感挫折的情形。

使用家計簿可以確實減少用途不明確的花費，再來在掌握無意識的花費時也可以大大派上用場。但是，為了要能與實際一不小心就亂花錢的狀況接軌，首先必須先認清事實現況，並阻止這種行為的發生非常重要。

加上ADHD傾向較為明顯的人，很容易忘記將花費紀錄在家計簿上，當看到花費紀錄的數字時，也可能會出現**「難道一定要這樣忍耐不做讓自己開心的事嗎？」或出現「沒辦法自由自在地花錢了！」這樣的心理壓力**，進一步導致使用家計簿的意願降低，很容易就放棄紀錄花費這件事。

而ASD傾向較為明顯的人，則會執著於「要如何擬定花費項目呢？」、「要記錄到那種程度才好呢？」、「錢包裡的錢跟家計簿裡的數字對不起來！該怎麼辦？」像這樣**非常瑣碎的細節**，壓力漸漸的累積，最後放棄使用家計簿的狀況也相當常見。另外，也有出現**「自己一不小心就亂花錢＝失敗！」**這樣極端的想法，並因在現實中無法接受感到挫折。

只要能跨越這樣的坎，家計簿就能在之後發揮極大的效用。要了解金流就先必須有數個月的紀錄（可以的話至少半年）。反之，如果無法理解家計簿的好處需要透過時間的累積才能有所成效，就可能因在一開始覺得困擾而變得排斥。

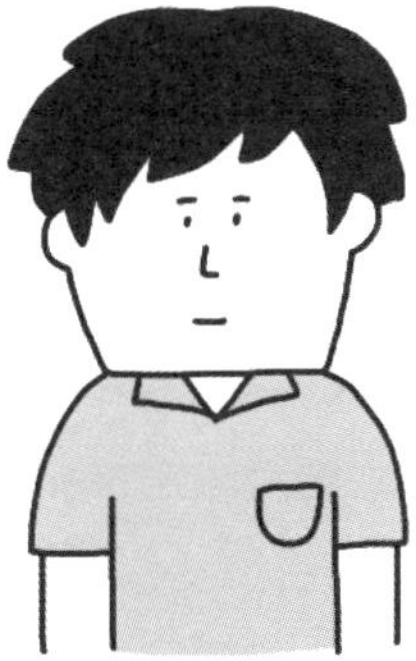

解決方法 將花費視覺化呈現

使用家計簿APP掌握生活費開支

要說使用家計簿最大的好處，我個人認為是能**「沒有罪惡感的使用金錢」**這件事。因為覺得「這個月還有剩下的預算可以使用」所做的消費，跟抱持「錢還夠嗎？」這樣不安的心情所做的消費，都一樣是要花錢，但在心態上完全不一樣。

另外，定期對於花費的檢視及調整，就可以擬定像是「明年要坐車檢，那先把這筆錢預留下來吧」這樣的事前規劃。可以分成十二次慢慢的累積預算，這樣也能更餘裕的進行準備。

推薦的家計簿APP

APP	特徵
Zaim	・下載人數超過650萬人，對於省錢、儲蓄非常有幫助的日本最大線上家計簿APP ・易於編輯消費項目 ・使用相機掃描收據的功能非常完備 ・可與Evernote同步進行資料備份
MoneyForward	・使用銀行或信用卡的消費，對自動依據使用類別，如伙食費、水電費等項目進行分類 ・與其他APP相比可與最多銀行帳戶同步，可以同時管理數個帳戶的餘額計及消費明細 ・付費版本有提供餘額不足的通知功能 ・很容易找到有類似花費的人作為參考
Moneytree	・可同步管理銀行、信用卡、電子錢包、點數、證券等資訊 ・畫面簡單好閱讀 ・基本功能可免費使用

雖然這麼說，逐一在紙本上紀錄開銷的確頗為麻煩。因此推薦大家善用手機上就可以下載的**家計簿APP**。可以選擇的APP類型繁多，上表分享的幾個，都是能迅速上手的好選擇。

上述三個APP皆可與銀行戶頭或信用卡的消費紀錄連動，也可以透過電腦輸入資訊。

Zaim可以自行編輯消費項目，MoneyForward是便於和數個帳戶做連結，Moneytree畫面簡潔使用起來相當舒適。常使用IC卡搭車的人，可利用手機內建的NFC（近距離無線通訊）功能，只需要將IC卡靠近手機，就可以利用Zaim或MoneyForward等APP讀取相關紀錄，非常便利。

如想要與銀行戶頭及信用卡同步，則須上網進行綁定或輸入基本資料。有些人可能因資安考量而會有些猶豫，但請別過度擔心，這些APP都有嚴謹的資安對策，如果還是有疑慮的話，可以先試試主要的功能，這樣只要登入後就可自動讀取資訊相當便利。

現金的收支主要以手動輸入為主，上述的家計簿APP則有掃描收據的功能。以前讀取錯誤的機率較高，現在則已大幅改善。使用家計簿很重要的就是要立刻紀錄，能夠透過手機及電腦輸入資訊可以省下非常多的功夫。

記錄了一個月後，大致掌握了收支的狀況，就可以試著做統整計算。這時你可能會發現「好像蠻常去咖啡廳的」、「一不小心就會在網上購物」等狀況。其中也可能有讓你覺得後悔的消費情況，但試著想想「現在知道也好，有這次的經驗之後在抓預算的時候調整一下就好了」，轉換心情後，再好好擬訂預算計畫吧。

試著擬定預算

已經可以從家計簿APP看到金流資訊後，便可以開始試著擬定預算。編列預算的方式有很多種，有些項目適合編列明確的金額，有些項目則適合大概抓一下預算即可。

原則上一開始先大略列出項目內容↓習慣後再做更細項的分類。印象上看來ADHD傾向較明顯的人，如果項目過多會覺得非常麻煩，所以可以**大致的分成「飲食、生活、玩樂」或是「消費、投資、浪費」等項目計算**，這樣也比較容易維持紀錄的習慣。

具體來說可以參考下面的分類方式：

「飲食、生活、玩樂」的情況

・飲食↓伙食費
・生活↓水電費、租金費用、生活用品、治裝費、醫療費等，伙食費以外生活必要開銷的費用
・玩樂↓學習或興趣、休閒、交際等費用

「消費、投資、浪費」的情況

・消費↓日常生活必要的開銷（上述分類飲食、生活的部分）
・投資↓為了未來升遷、獲取更多的知識或生活娛樂相關的開銷（學習等）
・浪費↓買了卻沒有用的東西（有些一開始會被認為是消費或投資，之後才發現是被歸類在浪費）

不管是哪一種分類方式，都可從「玩樂」、「浪費」這兩個項目開始調整，但一開始要完全降為0會帶來相當大的壓力，甚至可能出現反效果最後以失敗收場。像貸款這種可能把生活逼到走投無路的項目金額必須極力減少，如果能力有限至少要確保維持在一定的金額上。

ASD傾向較為明顯的人，詳細的分類項目可以避免模糊地帶造成的困惑。仔細地**編列項目**（代表性的例子是婦人之友的家計簿）預算的紀錄反而更能持久。

家計簿APP裡有相當仔細的項目分類可以參考，如未來有想要轉換其他APP時，下列的分類方式也相當好理解。如果有記帳會計經驗的人，也可以參考會計項目進行分類。舉例來說：

- 伙食費
- 外食費（聚會、餐會等交際費用）
- 水電費
- 住宿費、家具（包含大型家電）
- 生活用品（包含小型家電）
- 通訊費用
- 治裝費（包含乾洗費用）
- 健康、醫療
- 工作開銷（含與工作相關的所有費用）
- 交際費（婚喪喜慶、利物、返鄉等）
- 教養、娛樂（學習、興趣、旅行等）
- 交通費（也可依不同交通工具做分類）
- 稅金（排除預繳及消費稅）
- 保險
- 公費（贈與等）

以這樣的方式做分類，後續再比較的時候會容易許多。為了未來方便比較，有些定義上較為模糊的品項（如家電、化妝品、美容費用等）一開始就決定好在「這個項目」，並注意除了在調整預算之外不可變動。當然也可依個人狀況增減項目。

筆者數年前便將婦人之友的家計簿規則做了調整後加以使用。雖然預算編列及費用項目的分類相當仔細（像是可以從營養均衡及物價的數據推論出伙食費用），當從預算變成了實際的花費，花在哪裡、花了多少等資訊都可明確呈現，從那之後都用同樣的架構紀錄。

以前即便使用家計簿，最後大多只記錄了收支狀況。透過這樣的方式紀錄後，能立刻看出剩餘的預算餘額增加，並更能實際感受到預算的重要性。之後，為了讓外子也能一起使用家計簿APP，我發現其中有些內容不夠明確，因此重新檢視並與外子討論，調整相關的規則和預算設定。

如果覺得以月做統計時間拉得太長，可以考慮以一週或是10天為單位相對更容易掌握。家計簿APP也有提供以月為單位的統計結果，完成後可以將資料使用表單軟體或是在紙上紀錄結果，有時間時就可以確認累計金額或還剩下多少的可用金額。大家也可以參考看看第63頁統計結果的範例。

如果以月為單位統計，容易出現發薪日後不小心花費過多，導致發薪日前手頭很緊的狀況的話，也可以試著用一週（四等份）或是10天（三等分）為單位紀錄看看。如果前後有多出來的天數再進行調整。

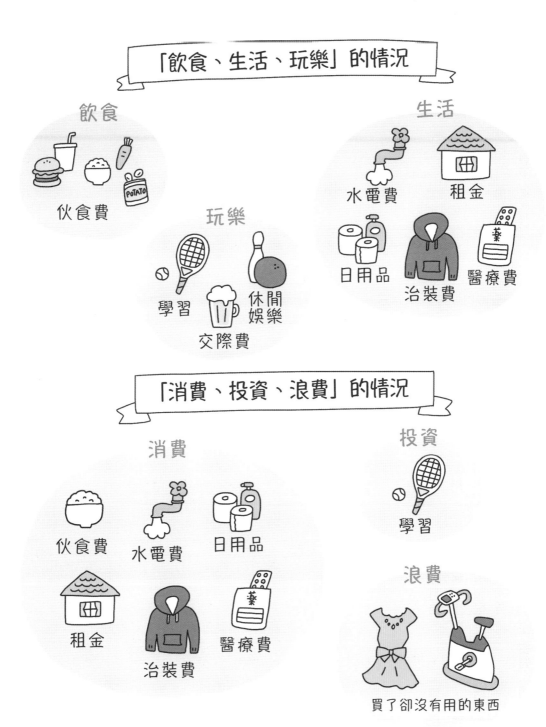

「飲食、生活、玩樂」的情況

「消費、投資、浪費」的情況

對於不善於計算和統計的人，可以試著從每個月可用的金額進行等份分配，並在決定好的日期提領。在這段期間內，就用這筆金額作為生活費。如果使用信用卡，建議先將需要繳交的金額預先存入銀行，然後再提領事前決定好的金額。

這樣的作業要重複操作到習慣為止，買東西時盡可能不要使用信用卡，使用現金付款比較容易抓到「只用在這裡」這種感覺。ＩＣ卡也盡量使用現金儲值，這樣才會有實際在花錢的感覺。

製作購物清單（持有物清單）

前往購物時，我想大家都有過忘記買了原先要買的必需品，而買了計劃外的東西的經驗吧。雖然說一次購物的金額不會太高，但是累積下來也是相當可觀。

ＡＤＨＤ傾向較為明顯的人，只要在超市等地方看到「新商品」、「限定商品」的字樣，購買的慾望就會大幅提升。

在購買前先試著問問自己「真的想要嗎？」可以試著先買好購物清單上列出的品項，如果買完還是很想要的話，再從浪費這個項目的預算中拿錢購買，建立像這樣的購物規則。

另一方面，ＡＳＤ傾向較為明顯的人因為對於物品的堅持較多，雖然日常生活在花費上相當的節制，但是只要遇到喜歡的東西，便相當容易沒有上限的消費購買。

因此，做出「購買自己喜歡的東西計劃表」或「持有物清單」記錄消費金額，並試著**將花費轉換成日常生活的費用想看看**，像是「雖然說在△△品項中這個東西相當划算，但是○元是一個月的××費用」。透過這樣的方式，讓自己轉換為「已經有類似的東西了，那再看看好了」、「下個月再考慮看看好了」等這種比較長期的想法。

筆者家中常吃的食材會做成磁鐵名條貼在冷藏庫的側邊。當食材快用完時，發現的人就會把磁鐵移到冰箱正面的位置，負責購物的人就會把這個品項列入購物清單的ＡＰＰ中。另外，購物前或是訂購前，先行確認家裡上有的庫存，避免囤貨的狀況出現。

統計範例

	每月預算	8月	9月	10月	11月	12月	累計	餘額
稅金	45,000	40,761	30,151				70,912	19,088
社會保險	79,000	63,361	55,022				118,383	39,617
食材費	32,000	26,203	22,593				48,796	15,204
主食費用	10,000	8,107	11,732				19,839	161
調味料費用	8,000	3,494	7,285				10,779	5,221
水電費	26,000	26,768	21,524				48,292	3,708
住宿、家具費用	145,000	135,779	146,579				282,358	7,642
治裝、美容費用	7,000	3,717	11,713				15,430	-1,430
交際費(含與家人)	10,000	4,100	11,707				15,807	4,193
教養費	6,000	4,726	1,412				6,138	5,862
娛樂費	30,000	0	50,463				50,463	9,537
衛生保健費用	20,000	17,654	15,495				33,149	6,851
工作相關費用	120,000	96,638	83,406				180,044	59,956
特別費用	9,000	4,179	9,711				13,890	4,110
公共費用	2,000	0	0				0	4,000
純生活費用	425,000	331,365	393,620				724,985	125,015

有效率製作購物清單的方法

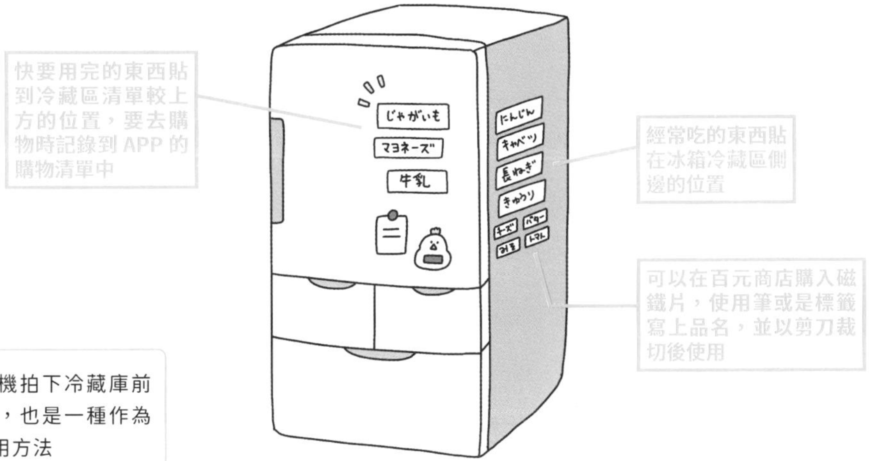
快要用完的東西貼到冷藏區清單較上方的位置，要去購物時記錄到APP的購物清單中
じゃがいも
マヨネーズ
牛乳
にんじん
キャベツ
長ねぎ
きゅうり
チーズ
バター
みそ
トマト
經常吃的東西貼在冰箱冷藏區側邊的位置
可以在百元商店購入磁鐵片，使用筆或是標籤寫上品名，並以剪刀裁切後使用

memo
可以直接用手機拍下冷藏庫前貼的磁鐵清單，也是一種作為購物清單的使用方法

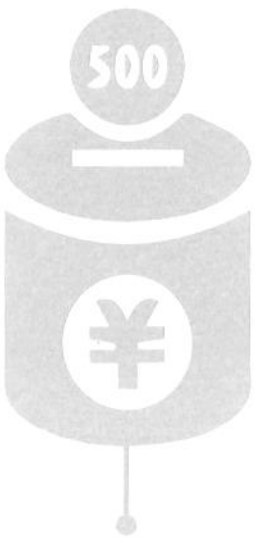

無法存錢

對策

- 一點一點的把500日元硬幣存起來
- 事先將需要的金額分批強制存起來
- 把生活費及存款的帳戶分開

事例

「我買房子了」一回過神聽到同期的友人這樣說

久違的參加大學同學的聚會。大家熱絡的討論著轉職、結婚等話題，不禁想著「已經過了這麼久了啊！」話匣子一開又聊個不停。

在這之中，當時的好友分享說：「我最近買房了呢！」這讓我嚇了一跳。詢問之後才知道，她是相當有計畫性地存了頭期款。老實說，存款買房這件事，總覺得與自己沒有關係，但沒想到如果認真存錢，真的有可能實現！這讓我不禁反省，真不該在拿到獎金時就一股腦地花掉。

雖然這麼說，即便現在心動並開始行動，生活會變得辛苦，而且如果想要的東西也必須放棄，存錢的動力就不會持久。雖然我曾想過，如果能存下一些錢，在需要的時候就可以拿出來使用，但實在不知道該如何在現在的生活中擠出可以存款的錢。

原因

無法正確的連結存錢的目的及必要性

說到無法存錢，大多都會覺得是因為「意志薄弱」導致。除了「存錢是興趣」、「因為沒有時間花錢索性存起來」這樣的人之外，我們還**需要不仰賴意志力的方法**才行。即便還是需要意志力，為了保有一開始的動機，就必須找到在「持續存錢」時能感到快樂及安心的方法。特別是ADHD傾向較為明顯的人，當感覺到「速度」會激勵其

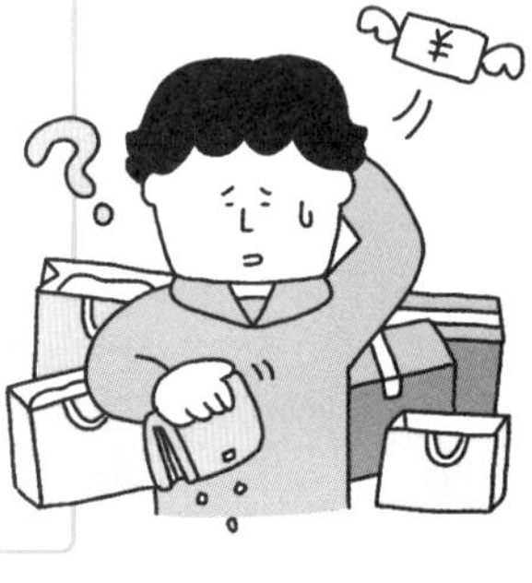

行動，而ASD傾向較為明顯的人，則是在感覺到「安心及看到實績」的時候（例如存款餘額增加），會受到激勵。

因此與其想為了「突發事件」或是「老後生活」，不如試著以「為了半年後的旅行做準備」或是「想要買○萬元的東西」，以這樣的方式來**決定在某段時間或是具體要存多少錢**吧。如此一來，存錢更容易長久，也會更有成就感喔。

如果持續能獲得成就感，便會打從心底覺得「存錢之後感覺會有好事發生呢。」之後，也許就會出現「那試看看再多存一點錢好了」、「花點時間存個汽車的頭期款好了」這樣的想法。試著找出適合自己的存錢方法吧。

解決方法

建立強制存錢的方法

500日元硬幣存錢法

沒有存錢習慣的人，先來感受一下存錢帶來的喜悅吧。筆者從學生時代就有**存500日元硬幣**的習慣。規則很簡單，就是當收到500日元的硬幣就存起來，一年後就帶著裝滿硬幣的存錢筒到銀行存錢。

500日元硬幣的話，一年約可以存到4萬到5萬日幣左右，打開存錢筒會有種「竟然可以存到這麼多！」的感覺，相當有成就感。有些人可能會有「那我不就一個月直接存4000日圓就好了嗎？」這樣的疑惑，但是這是有辦法存錢的人會有的想法，對於無法自行存錢的人來說，將硬幣投入存錢筒，存

Column

掌握身體狀態的波動

在第21頁的專欄已說明了增強體力的重要性，但是在強健體魄的同時，也要注意自己身體的狀態才行。特別是女性在生理期前後身體狀態較不穩定，情緒上也會出現煩躁及易感到低落。首先，試著從生理期、體重、排便、血壓及用藥等，或是自己有興趣的項目開始記錄看看（筆者是使用一個叫做「Hakarepo」的手機APP，紀錄早晚體重、排便及生理期資訊）

身體的狀態雖然不可能完全沒有波動，但可以藉由緩和波動的幅度，達到「比起以前感覺更不容易疲累了呢」、「感覺身體有徵兆還是早點睡好了」這樣的變化。即便覺得「不知道怎樣使用日誌或排程APP」但還是試著用看看，有了這些資料，在醫生診斷時也能更清楚的說明自己的身體狀態。

雖然說大多數的人都可以憑大致的感覺判斷，但如果沒有有意識的進行視覺化的整理，就很可能造成誤解。而在有發展障礙的人當中，無法察覺變化也是相當多人擁有的特徵。事先掌握狀態的波動並找到合適的應對方法，可說是在三次元空間生活中非常重要的事情。

錢筒漸漸增加的重量以及達到存錢目標的成就感，這一連串的動作極為重要。特別是要讓自己實際感受到存錢的「速度」，可以把存起來的錢運用在喜歡的事情上，甚至在設定一個新的存錢目標等，想想能讓自己更感開心的消費方式，試著先從半年到一年左右的區間規劃看看吧。

使用薪水先行扣除的方式累積存款

另一種存錢的方法是在每個月薪水入帳時，拿出一定的金額進行儲蓄。當存款餘額達到預定的水準後，便將這筆金額直接存入銀行。如果能按照計畫，在每個發薪日後立即執行這一操作，就能確保每個月都有穩定的存款。

如果社會上的福利單位上有提供這類型**儲蓄相關的制度**，請善加利用。如果沒有類似的制度，也可以試著使用目前存款銀行提供的定期自動定存的服務。

分開生活費和儲蓄的帳戶

如帳戶數量過多，管理起來會相當不容易，但如果生活費和儲蓄使用同一個帳戶，則可能會造成「餘額還有這麼多啊」的誤解，導致一不小心就提了錢又花光了（特別是ADHD傾向較為明顯的人更容易有出現這種狀況）。所以若不是平常需到的錢，可以採用定期存款或是存放到稍遠的銀行等這樣的方式，**簡單來說就是挪到較不易領取的地方**。另外，不要將儲蓄用戶頭的提款卡放在錢包裡，這樣就無法到ATM提款，甚至不製作提款卡，這樣的方式都可以降低從儲蓄帳戶提前出來的機率。

另外，因儲蓄的帳戶是獨立的，可以很清楚看到存款增加的金額，更能提升存錢的動力。如果沒有把儲蓄的帳戶獨立出來，可能因存款一直無法增備感壓力甚至花更多錢↓餘額減少後罪惡感襲來↓壓力持續累積，很容易陷入這樣的惡性循環中（這種情況特別容易出現在ASD傾向較為明顯的人身上），也可以說是為了避免這種情形出現，我非常建議大家要設定一個儲蓄專用的戶頭。

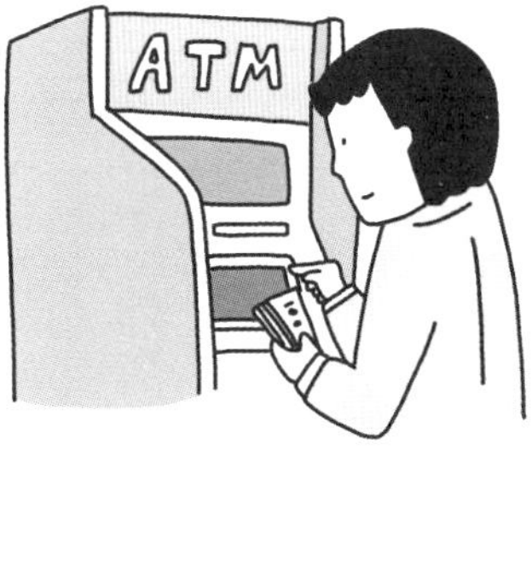

強迫儲蓄的3種作法

① 500日元硬幣存錢法

- 把找零時收到的 500 日元硬幣存入存錢筒
- 存了約一年後就帶著滿滿硬幣的存錢筒去銀行存錢吧
- 一年可以存 4 萬到 5 萬日幣，相當有成就感

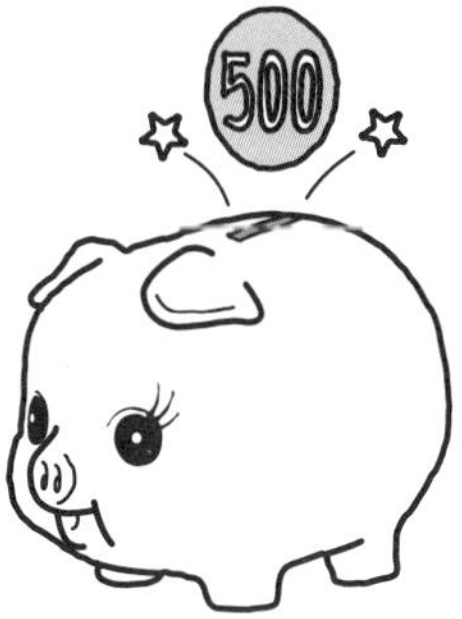

② 使用薪水先行扣除的方式累積存款

- 如果想要有計畫性的存款，可以採用這種薪水匯入後直接扣除的方式進行儲蓄
- 如果社會福利單位有提供相關財務的儲蓄制度請善加利用

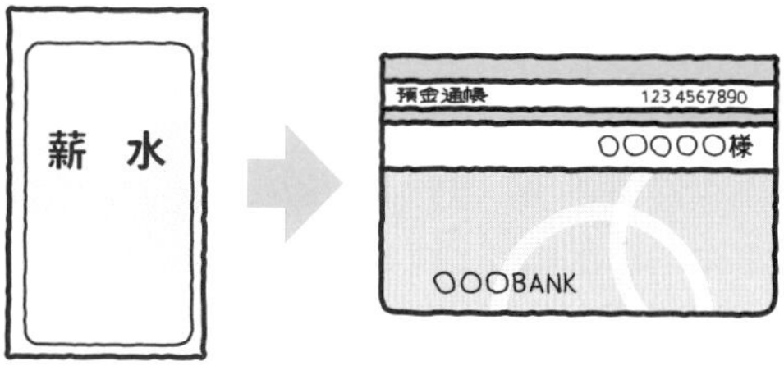

③ 區別生活費和儲蓄的帳戶

- 將平常用不到的錢移轉到較不易提款的帳戶裡
- 盡可能不要使用 ATM，也可以考慮不要製作提款卡

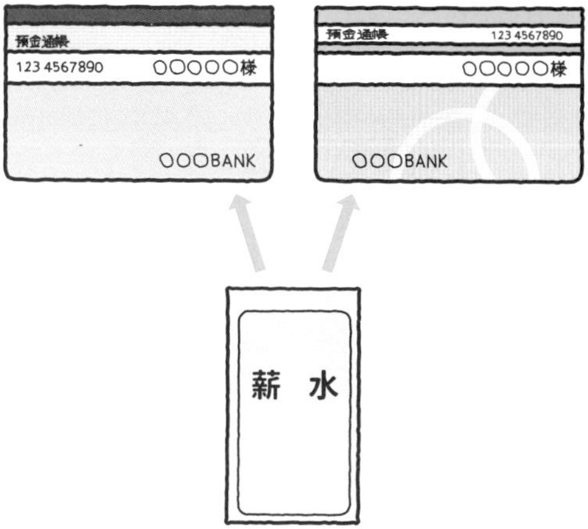

有急用就手忙腳亂

對策

- 確認年度行程，掌握較大金額的支出計畫
- 把預計花費的費用以準備金的方式慢慢的存入儲蓄帳戶

事例

完全忘了要車檢！對於突然出現的支出相當驚慌

某天打開信箱看到車檢通知。忍不住發出「啊……」的聲音。真的是完全忘了有車檢這一回事啊。

雖然事前就知道要做車檢，但是在通知書寄來之前完全忘記了這件事，每次都是到通知書寄來之後才開始擔心「這次又會花多少錢呢？」相當的不安。

而且上週身在遠方的祖父住院了，臨時決定要前往探病，雖說是不得已的狀況，但就陷入了所有花費都卡在一起的窘境。很幸運的祖父不久後就恢復活力出院了，但是真正的照護才正要開始，好像也不得不考慮是否應該定期前往探視。

每次在突然需要用錢的時候，都會有「一定要存錢」到想法浮現，但是當事情結束之後就忘記了。還是希望如果將來有突然要用到錢的場合可以不用再煩惱啊，但是到底該怎麼做呢？

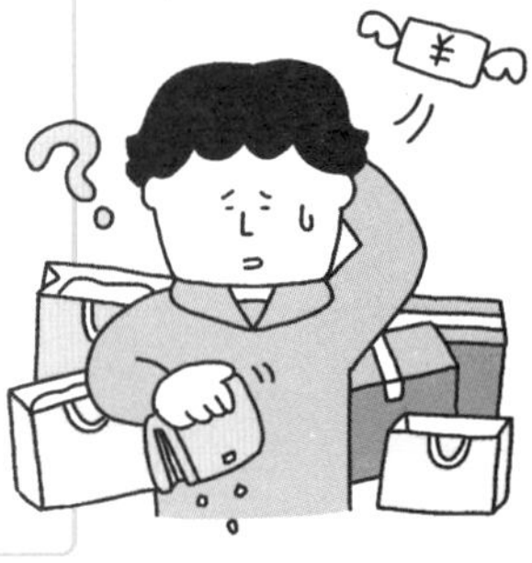

原因

沒有事先確定待辦事項，準備必要花費的習慣

有辦法存錢跟沒有辦法存錢的人，差別在於**「能否將金錢與時間的概念結合」**這一點。

能事前掌握計畫，並針對費用開銷能提前一步步慢慢的存錢，這樣的人自然就能在沒有太大的壓力下完成儲蓄的目標。

但另一方面，即便了解有這樣的

計畫，但沒有針對必要的花費存錢的想法，如此一來就會對於突然發生的開銷感到驚慌焦慮了。

有發展障礙的人在處理金錢上會有諸多的問題，其一原因便是無法將不同事情做關聯性的思考。

金錢本身除了具體的金額外並沒有一定的標準，如果沒有特別限制花費就可能默默地花光了。因此，針對必要的花費，將擁有的金錢做適當的分配這件事非常的重要。預算的編列可以參考未來必要的開銷，而這些開銷的金額可以從以往家計簿的紀錄略知一二。

解決方法　確認年度行程，掌握較大金額的支出計畫

在第2章曾提到，如果能事先掌握行程，就能了解在什麼時期會比較忙碌，這是一個很大的優點。然而，實際上，事前掌握行程在金錢管控方面也有相當大的幫助。提前知道某個時間點會有較大筆的支出，便可以慢慢累積資金，並讓自己意識到「因為會有較大筆的花費，所以應該節省一點」，從而避免不必要的浪費。

ADHD傾向較為明顯的人，除

Column

方便的手機APP

本書雖然介紹了不少可使用的手機APP，使用這些APP的好處便是可充分使用其中某種功能或服務。另外，使用雲端服務也可以省去許多一個個輸入帳號及密碼的時間。

也有一些比既有服務更好的功能，當你腦中浮現「如果有這樣的功能就好了」這樣的想法，試著調查看看，就會出現許多不同的選擇。另外，如果有希望改善的部分，也可以試著提出「如果能有這樣的功能就好了」這樣的建議及想法。

購入智慧型手機後，有些資料必須重新建立，下列是筆者個人認為使用上相當有幫助的APP：

- 電子郵件
- 行事曆
- 待辦清單
- 轉乘資訊
- 垃圾清運APP
- 家計簿
- 密碼管理
- SNS
- 經常拜訪店家的集點卡

下載在平板等裝置會更加便利：

- 電子書閱讀器
- 文字處理軟體、試算表軟體
- PDF閱讀器

等等。

其他像是體態管理、家電使用說明書、電子錢包等，可以依需求決定是否使用。

筆者因為將智慧型手機當作工具使用，在下載APP的時候會考慮：①操作或設定上會不會過於困難（如果操作過於複雜使用就沒有什麼意義）、②使用後會不會比現在更便利、③花費及收益是否能取得平衡，然後每年會花一到兩次重新檢視。一方面是因為外子不善記憶新的操作方式，所以會盡可能的不要變更雙方共同使用的APP。

有些人把智慧型手機當作自己可以享受的自主空間，有些人覺得只要能聯繫就好所以選擇非智慧型手機的款式。首先，大家可以想想你希望智慧型手機在你的生活中扮演什麼角色，再決定使用的方法。

了對時間的感覺較不敏感外，在衝動控制的部分也較差。因此，才需要將金錢提前做好使用上的分配及規劃。如前所述，可以準備分期儲蓄或存款的戶頭，以年為單位須繳交的費用或臨時性的花費都可以從這裡支付。

筆者在擬定預算時，會先將可預知的行程如車檢、親友間的應酬等，**已知的費用範圍，在每年年初採下一頁的方式抓一個大略的金額編進預算中**。因為有先抓好預算，就可以從儲蓄用的預備金中提領，也有不需要另行解約支付這樣的優點。這種方式也能用來確認，是否有達到盡可能在不要改變整體生活費的狀態之下，減少不必要開支的效果。

ASD傾向較為明顯的人，對於突然出現的支出往往會感到相當驚慌，因為這可能會耗盡他們努力存下的存款。這種情況會造成很大的壓力，並容易陷入惡性循環中。如果因為花錢而產生罪惡感，導致在必要時不願意支出，最終也會讓自己和身邊的人感到不滿。錢要花在正確的時間點才能發揮效果，但由於不善於判斷何時是合適的使用時機，這種情況反而更容易引發焦慮。因此，可以從一開始就先列出返鄉及婚喪喜慶等單次費用開始進行規劃。若不確定具體金額，可以初步估算在5萬到10萬日圓之間。

如果這樣還是會感到焦慮的人，可以試著**製作生活計畫（life plan）**，如此一來就可以清楚地看出支出的時間點。在網路上可以找到免費製作的網站，也可以透過諮詢理財專員製作更詳細的版本。然而，如果不清楚具體的支出細節，就無法做出正確的規劃。因此，若想要明確地進行規劃，就必須從確實紀錄家庭開支開始。

在半年到一年前就開始慢慢以準備金的方式進行儲蓄

估算一年下來的花費，會發現金額相當可觀，也許有些人會覺得「咦？要存到這樣的金額是不可能的！」但是，如果用一年存10萬日圓來看，一個月約存8300日圓，一天只需要存300日圓左右。也就是說如果有每天到咖啡廳購買飲品或咖啡的習慣，在不知不覺中一年就會花掉近10萬日圓，只要稍微減少購買的次數，想要在一年存下10萬日圓也不是那麼遙不可及的目標。

雖然分期儲蓄的金額可能較小，但如果將時間拉長，最終會產生相當可觀的成效。相反地，相同的道理也適用於小額花費，這些看似微不足道的支出累積起來，也會變成一筆不容忽視的開支。因此，我們更應該妥善配置時間和金錢，以充分發揮它們的效益。

筆者在**每年年初的時候，會將估算出來較大筆的花費再細分成以月為單位的開銷金額**。這就像我們使用分期儲蓄來累積準備金的方式一樣，不僅能有效降低購買慾望，尤其是在面對大筆開銷後，即使出現赤字，策略的核心是只要在年底時能有結餘即可。由此可見，調整整體支出和擬定預算能發揮相當大的效果。

將事前就可知的計畫花費編列到整體預算中

例）車檢（12月）

預算約18萬日圓（參考舊有數據的推估金額）

↓ 分成12份

每個月存 ¥15,000 慢慢累積

↓

加到每年的月平均預算上

（汽車費用15000＋15000）

車檢費

↓

算出每個月的預算是 ¥30,000

↓

到12月為止必須
降低開支為車檢做準備

容易在一拿到生活費後就花掉或是還不習慣使用家計簿管理預算的人，分期儲蓄的方式算是相當實際的選擇。以前某位有ADHD的當事人曾告訴我：「理財專員建議我『以準備金的方式累積資金』，所以我現在手上才有這筆存款。」

要說哪一種方法比較好，就看你是想要從現在開始先養成儲蓄的習慣，或者是希望以後利用家計簿的紀錄調整家庭開支等，依據不同的目的做選擇。當然也是可以先養成儲蓄的習慣後，再切換到可以調整家庭開銷的方法，這種階段性方式也是可以的。

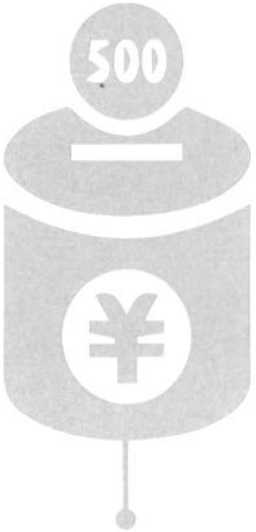

過度使用信用卡

對策
- 盡可能不使用信用卡及電子錢包
- 減少持有的信用卡
- 降低信用卡額度

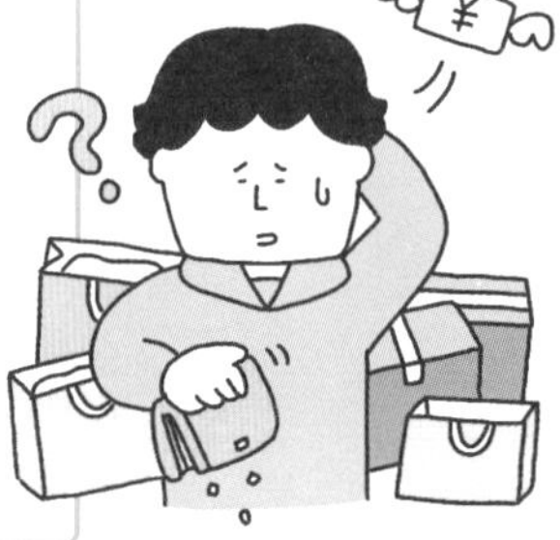

事例

被信用卡費嚇了好大一跳！

收到家計簿APP的通知：「信用卡費用高於帳戶餘額，請多注意。」打開APP確認後，竟然發現信用卡費用是平常的三倍，讓我感到非常疑惑。

「到底是什麼時候刷了這麼多呢？」確認了信用卡的刷卡明細，原來是前陣子買了衣服、支付了旅行的費用，再來還繳了一年一次的人壽保險，所有的費用累加後就比平常多了不少。另外像是電子錢包的花費也增加，雖然說都是用在自己身上，如果這樣下去還是令人相當焦慮。

使用信用卡不僅便利還可以留有紀錄，一不注意就會不停的使用信用卡消費。如果是現金的話，會因為「有零錢好麻煩，那還是不要買好了。」這樣的想法擋下額外的開銷，但因金額不大時，使用信用卡或電子錢包也是可以馬上繳清的金額，就會很容易下手購買。另外，也會為了在通勤時，不會因交通儲值卡裡餘額不足而無法通過閘門，而設定了自動加值的服務。

話雖這麼說，如果全部的狀況都要使用現金，可能會累積不少壓力而出現反效果，到底要如何在不造成壓力的狀態下有節制地使用信用卡呢？

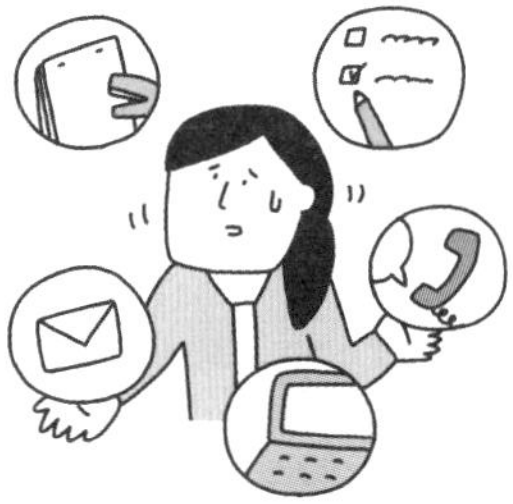

原因

持續沒有節制的無意識花費，導致刷卡總額持續增加

近十年來，因消費者可以不用帶現金消費，店家不用收現金就可以完成結帳，使得可使用信用卡及電子錢包付款的店家快速且大幅度的增加。

但另一方面，也出現因為即便沒有現金，有喜歡的東西也可以使用信用卡購買，而使得購買不必要物品的頻率越來越高這樣的缺點。因為現金是實際的貨幣，會讓人意識到「現在支付了很多錢」，但信用卡及電子錢包只是確認數字，較無法實際感受到花費的金額多寡。

事實上，金錢上的管理除了必須要有掌握數字（金額）的能力，**更要有能理解實際消費在生活花費上佔了多少比例的能力**。只要能感覺到「這個月好像花費比較高呢」，自然而然就會減少消費了。但如果是使用信用卡或是電子錢包的話，就會比較沒有辦法啟動這樣的思考機制。

再加上最近線上購物的門檻降低，像是在網路上的付費服務及遊戲花費這類型「無意識的消費」非常多。首先必須要讓自己意識到，隨著生活越趨便利，我們無意識的消費也比例越來越高了。

特別是有發展障礙的人，**更難理解何謂沒有真實感的消費**這件事。

ADHD傾向較為明顯的人，會優先處理「想要！」的心情，如果想要的東西購物門檻較低就很容易越買越多。

另一方面，ASD傾向較為明顯的人，雖然消費項目相較之下大致相同，但更容易將金錢投資在自己感興趣或喜歡的事物上。他們常會出現「如果有的話會更方便」、「沒有的話會感到好焦慮」這種想法，進而導致許多計畫外的消費出現。

但是現在的社會如果不使用信用卡或是電子錢包的話，真的超級不方便，而且這些消費方式還有折扣及點數回饋等優點。試著搜尋能靈活運用的方法，並找出適合自己的使用方式吧。

解決方法

暫時只有固定開銷使用信用卡繳費

如果真的很想要省錢，最簡單的方法是不使用信用卡或是電子錢包，所有的花費皆以現金支付及匯款支付。當超市特價時很容易產生不必要的花費，而這些消費也只是分攤了店家在建置新用卡及電子錢

避免使用信用卡過度消費的4個方法

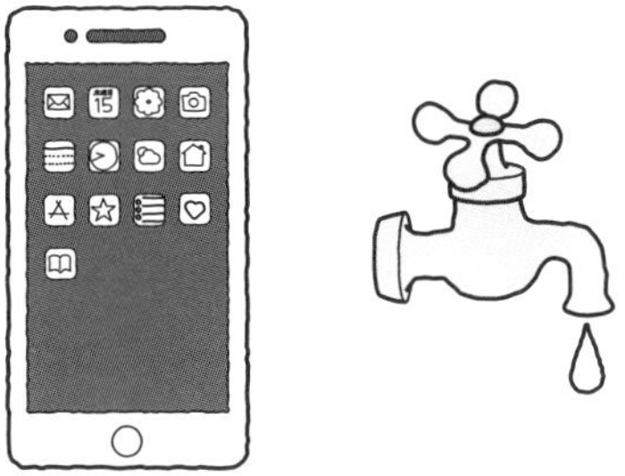

信用卡只用於繳交定期固定的花費

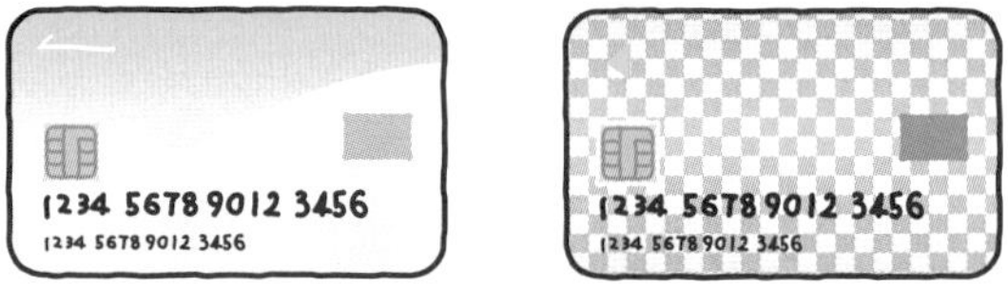

只使用兩張信用卡

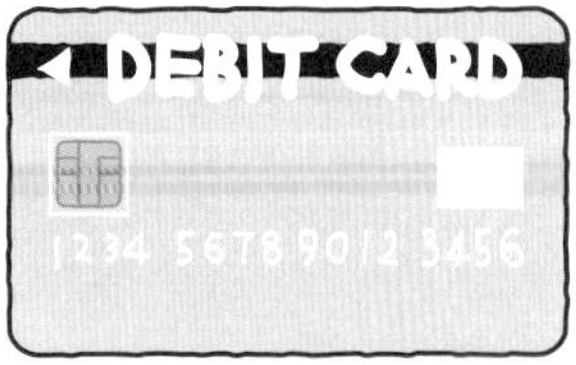

輪流使用金融卡
及預付卡

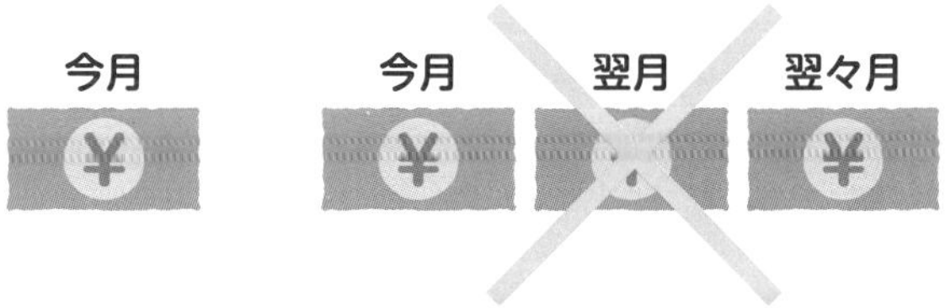

一次繳清，不使用分期付款

包設備的費用而已，實際上還是直接使用現金支付的店家價格更為實惠。在家計管理上，使用現金及存款帳戶在金流確認上也更加的簡易方便。

然而，在現今社會，不使用信用卡確實會相當不方便。此外，如果手機綁定的是較便宜的SIM卡，這類方案通常要求以信用卡支付。在水電費、稅金及交通費等日常開支中，使用信用卡繳費還能累積點數，這些部分可以好好利用。

如果還沒有辦法決定要用哪一種方法使用信用卡，先試著只有手機費用等**定期繳交的費用設定信用卡繳費**，外出時的花費全部都以現金支付。

如此一來，就可以慢慢地看出較常在什麼地方、那個時間點、什麼類型的店裡進行無意識消費。

電子錢包也只使用在一定期間的交通費及稅金這類，即便使用現金也可支付的項目上。其他食品、飲品等項目皆使用現金付費。

另外，雖然使用家計簿記帳有些麻煩，但為了避免出現除了必要開支外瑣碎又用途不明的數字，建議每隔幾天就要另開項目統計。金額對不上的部分再做餘額調整就沒什麼大問題了。如果這時候可以找出合適的使用方法，在維持這樣的付費習慣下，再慢慢的將部分費用切換到信用卡及電子錢包進行支付。

只使用2張信用卡，並調降刷卡額度

為防止過度消費，盡可能只使用一張信用卡會比較好。然而各家的信用卡各有優缺點，有時候實在很難只選擇一張來使用。即便如此我們仍應盡量避免浪費的情況出現。

因此，**首先要決定主要使用的信用卡，再來找另一張可以補足主要信用卡不足部分的候補信用卡（真的很難的話可以準備第三張）**。

舉例來說：

・主要的信用卡可挑選在經常性消費的店家可獲取優惠的信用卡，候補的信用卡可以選擇交通類別（通勤信用卡可加值、有加油優惠）的信用卡為主

・選回饋最高的信用卡作為主要的信用卡，候補信用卡則以在經常購物的場所能取得折扣的信用卡為主

以這樣的標準作為篩選參考，應該就能找出合適的信用卡了吧。就趁這個機會，把幾乎沒有在使用還需要繳交年費的信用卡解約吧。

如果刷卡額度高，可能一不小心就會花了大錢，這時降低刷卡額度便是很有效果的做法。當長期使用同一張信用卡，信用卡的額度會漸漸提高，這時可以向信用卡公司提出降低信用額度的申請。這樣也可以降低遺失信用卡時的風險，另外，同時也把信用卡預借現金的額度**調整到最低的金額**吧。如果定期繳交信用卡費用，當遇到急需資金的情況時，可以聯繫信用卡公司申請臨時性的額度調整。

如有使用信用卡支付公司費用的習慣，要先決定好使用固定的信用卡，再調降其他信用卡的額度，並使用家計簿APP設定利用額度的提醒，只要一超過設定的額度便會發送通知，藉此達到預防過度消費的效果。

使用簽帳金融卡或預付卡，確保花費不會超過預算

上述的應對方式對於某些人來說

可能還不太足夠。特別是無法掌握自己到底花了多少錢的人，即便限制了所持有的信用卡張數，也還是會不自覺的進行消費。

對於有這樣傾向的人，除了必須使用信用卡支付的項目外，試試看暫時使用**簽帳金融卡或預付卡**進行消費吧。也許有些人還沒有聽過簽帳金融卡或預付卡這樣的付費方式，但這兩種卡片近期在日本已漸漸為人所熟知。簽帳金融卡指的是在消費後立即從銀行帳戶扣款（因此多為銀行發行此類型的信用卡），所以無法刷高於戶頭餘額的金額。因帳戶會顯示金額及餘額資訊，比起使用加計簿APP連動資訊，會有更顯著的效果。也可以設定一天使用的額度限制，如果將**平常的使用額度設定的低一點**，也可以防止過度消費。

預付卡指的是儲值多少就使用多少的支付方式，近期因點數回饋利率優惠，在有省錢需求的同好中相當有人氣。但是，使用預付卡必須養成要用多少儲值多少的規則，這點非常重要。

電子錢包支付的方式要非常注意，因如自己不注意，即便「已沒有餘額」也可能持續消費。自動儲值的功能因相當便利，連筆者自己也常使用，但要記得每個月都必須確認加值的金額。有設定自動加值功能的電子錢包主要以支付交通費及稅金等必要的支出為主，如果是購買自動販賣機飲品或是一般消費這種較容易出現計劃外消費的支出時，則以沒有自動加值功能的次要電子錢包進行支付。

當然這樣的支付方式可能會有些人覺得「好麻煩啊！」但很可惜的是現今社會為了誘使消費，會盡可能地幫你解決所有消費上會出現的麻煩事。實際上當偶而檢視家計簿時，一定會發現有「在試用期或已簽約後但未使用的付費服務」或「作爲調整項目，當初想要使用卻沒使用到的優惠」等。如果覺得解約很麻煩，在簽約時就必須審慎評估才好。特別要注意的是一開始免費或有優惠，但在一定時間後便開始收費，甚至漲價的方案類型。

不用分期付款或固定限額還款，只使用一次繳清的方式還款

偶爾會從信用卡公司收到是否想要轉換成固定限額還款的宣傳，方案內容乍看之下相當的優惠，但是不管是分期付款或是固定限額還款，兩者都屬**預借現金**，很容易讓人沒注意到還款利率其實意外的相當高。

因這類型的還款（包含房屋貸款及汽車貸款）採複利計算，單看還款利率會讓人有不是很高的錯覺，但實

際上卻需要支付一定程度的利息（手續費）。

「72法則」可以幫助我們更容易理解利息的影響並做出判斷。72法則是指在複利計算下，將72除以利率，便可得知幾年後還款金額將會翻倍。以年利率15%為例（固定限額還款的平均利率），大約五年的時間內，還款總額就會是當初借款金額的兩倍。因此，現在仍在使用固定限額還款的人應盡可能確認細節，如有能力還款，就儘量多還一些。

雖然有些人能善用固定限額還款的方案並累積大量回饋點數，但這樣的操作，需具備能在還款日設定好支付金額或扣款金額等確認細節的能力。

分期付款及固定限額還款會讓人降低借款的心理障礙。當習慣這種借款模式後，就容易陷入因支出增加，而又必須靠借錢還款的惡性循環中。如果有能力還款就沒有太大的問題，但切記生活品質由儉入奢易、由奢入儉難。為了不讓生活為錢所困，就必須做出良好完善的金錢配置。

何謂72法則？

舉例來說，在年利率15%的情況下

$$72 \div 15 = 4.8$$

也就是說如果再一直沒有返還本金的狀態下
約五年須返還的金額就會是借款金額的兩倍

外食費驚人

對策

- 決定外食的預算及次數
- 活用可以迅速食用的食材
- 熟悉數道可以立即上菜的料理食譜

事例

因為外食輕鬆所以持續在外用餐……

最近工作繁忙，早上睡到出門前一刻才起床的次數增加了。起床後光準備就已經精疲力竭，常常沒吃早餐就匆匆上班。晨會前在辦公桌前吃了飯糰，中午則在附近的定食店或拉麵店快速解決。晚上看到超市或便利商店還開著，便買了些小菜回家。

前陣子聽到也是一個人住的同事伙食費只有自己的一半，忍不住問他「是怎樣做到的呢？」，同事說他會利用休假時買好所需的食材，並先做好配菜之後搭配食用。

「其實沒有那麼困難喔」同事這樣說，不過我本來就不太擅長料理，感覺也沒有辦法跟他一樣。但是外食費居高不下，也想要讓自己有更均衡的營養攝取，有沒有什麼比較好的方法？

原因

難以掌握自煮生活的要點

在日常生活中，要能每天做料理，必須做好：①同時做數件事情（例：依照食譜在加熱飯時同時切好食材丟入鍋中）、②辨別食譜上可以省略及不可省略的料理步驟、③考慮預算、營養、可購入之材料以及個人偏好等料理順序以外的事項，再做出適當的搭配組合等準備，才能漸漸的步上軌道。但這些事情對有發展障礙的人來說門檻太高了。

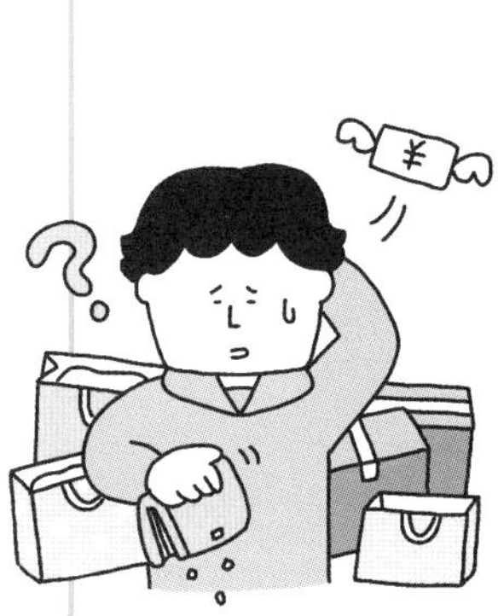

①對有ADHA及發展協調障礙、②對有ASD、③對所有類型有發展障礙的人來說都是相當有難度的操作。

因此，被每天繁忙的生活瑣事追趕，便沒有餘力好好用餐，也因此漸漸的仰賴外食或是便利商店裡販售的料理。近期有越來越多價格實惠不需等待的餐廳選擇，也因此很容易找到「因為今天好累了」、「一直以來都很努力啊」這樣的理由直接在外解決。

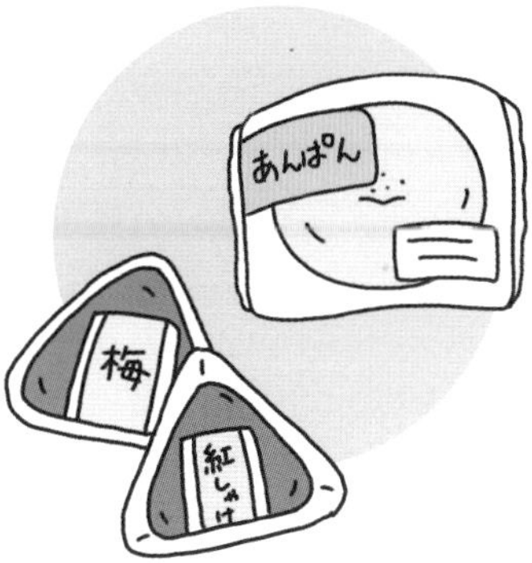

但是每餐外食的話，即便怎麼節省一餐最少也要500日圓左右，一天三餐最少就要花上1500日圓，這樣一個月就會有45000日圓的支出。特別是ASD傾向較為明顯的人，**只要有「輕鬆」這個字眼浮現就特別容易消費**，要非常小心。

另一方面，對現代人來說也沒有完全自煮的必要。特別是ASD傾向較為明顯的人，很可能為自己設定「我要從頭開始自己準備便當！」這樣**相當高的目標**，但因為料理的準備上花費了太多心思，甚至對工作造成影響，得不償失。

也因為獨居及雙薪世代增加，超市及便利商店開始有更豐富、便於食用的熟食或冷凍食品等選擇。如果因為只有一個人住，沒什麼機會在家料理，這樣的選項除了可以省掉浪費食材的困擾，更不需要準備料理工具，應要善加利用。

解決方法

決定外食的預算及次數↓早晚餐盡可能在家解決

因為外出工作，大多數的人午餐會在外解決。如果公司有員工餐廳務必好好利用。即便公司沒有提供餐點，在辦公室林立的街區裡，基本上都可以找到不少營養均衡的選擇，可以當作轉換心情的選擇。

想要省錢的人，便利商店或超市就是你的好朋友。現在販售的便當不僅有許多營養均衡的菜單，配菜也相當豐富，還有針對多在辦公室工作、難以消耗熱量的人設計的便當等多樣選擇。一餐大約500日圓，就能吃得營養又健康。

只要稍微注意以下細節即可：

・不可過度攝取糖分、脂肪及鹽分（盡量避免像泡麵、飯糰、甜麵包等）
・須留意是否有攝取到維他命、鐵

質、鈣質及食物纖維等營養素（青菜、乳製品、大豆製品、海藻、堅果等富有這類營養素）

・攝取適當的熱量（從事內勤工作的男性一天所需熱量為2200大卡、女性一天約為1800大卡）

當然這些只是基礎的標準，如果有健康上的考量需做更嚴謹的飲食管理的話，只要**每隔幾天檢視所攝取的營養**就不會有太大的問題。雖然這麼說，如果有聚餐等規劃，前後幾天可以特別選擇聚餐中較不易吃到（蔬菜、食物纖維等）的食材，容易攝取過量的成分（糖分、鹽分、脂肪）也可以進行減量（飯量減少、少吃零食及甜點等）。這些都是可以應對的方法。

雖然早餐可以在家裡解決，但如果因為回家的時間比較晚需要外食時，可以在傍晚6~7點左右先吃個飯糰或是香蕉補充糖分，回家後再補上有豐富配料的湯品料理（味增湯或是各式湯品等）。在公司時，也可以選擇吃冬粉湯或牛乳寒天等富含膳食纖維的食物來填飽肚子，然後再回家吃晚餐。

活用可以迅速食用的食材

筆者以前在職場工作時，會事先準備穀片、蔬果汁以及即時乾燥蔬菜湯等食品，優格的話則會當天購買，午餐的時候將優格配上穀片一起食用，工作時則會喝蔬果汁或是蔬菜湯，有時候也會準備橘子或是香蕉等可以立即食用的水果。

穀片因為可以馬上食用，作為早餐也非常合適。不僅可以減少在日式飲食下常常過度攝取的鹽分，更可以補充膳食纖維及鈣質。

另外，備有不需要使用菜刀和砧板就能料理的半成品及冷凍食品，做菜將變得更加容易。乾燥海帶或昆布絲拌上冬粉、鮪魚、綜合豆類、羊栖菜罐頭、冷凍綜合海鮮、菠菜、酪梨、小條炸豆皮及已經切好的豆腐等，都是筆者非常喜歡的食材。此外，還會準備可以長期存放的袋裝牛蒡沙拉、豆腐佐醬、竹筴魚南蠻漬、蒲燒秋刀魚罐頭等。如果有冰箱，牛奶、優格、雞蛋、納豆、美乃滋及麵味露等都是相當便利的選擇。如果是一個人住的話，也可以善用切好的蔬菜。

ASD傾向較為明顯的人因為味覺較於敏感，故不偏好複雜的調味及混合的食材（筆者小時候不大喜歡和食特有的甜辣調味），這時只要善用單一切好的蔬菜及冷凍食材，就可以解決這方面的困擾。

當滿身疲憊回到家沒有做菜的動力時，可以試試把市售的海帶芽湯加入冬粉，再加入點使用微波爐解凍的冷凍豆腐，簡簡單單就是一道

外食需注意的三大重點

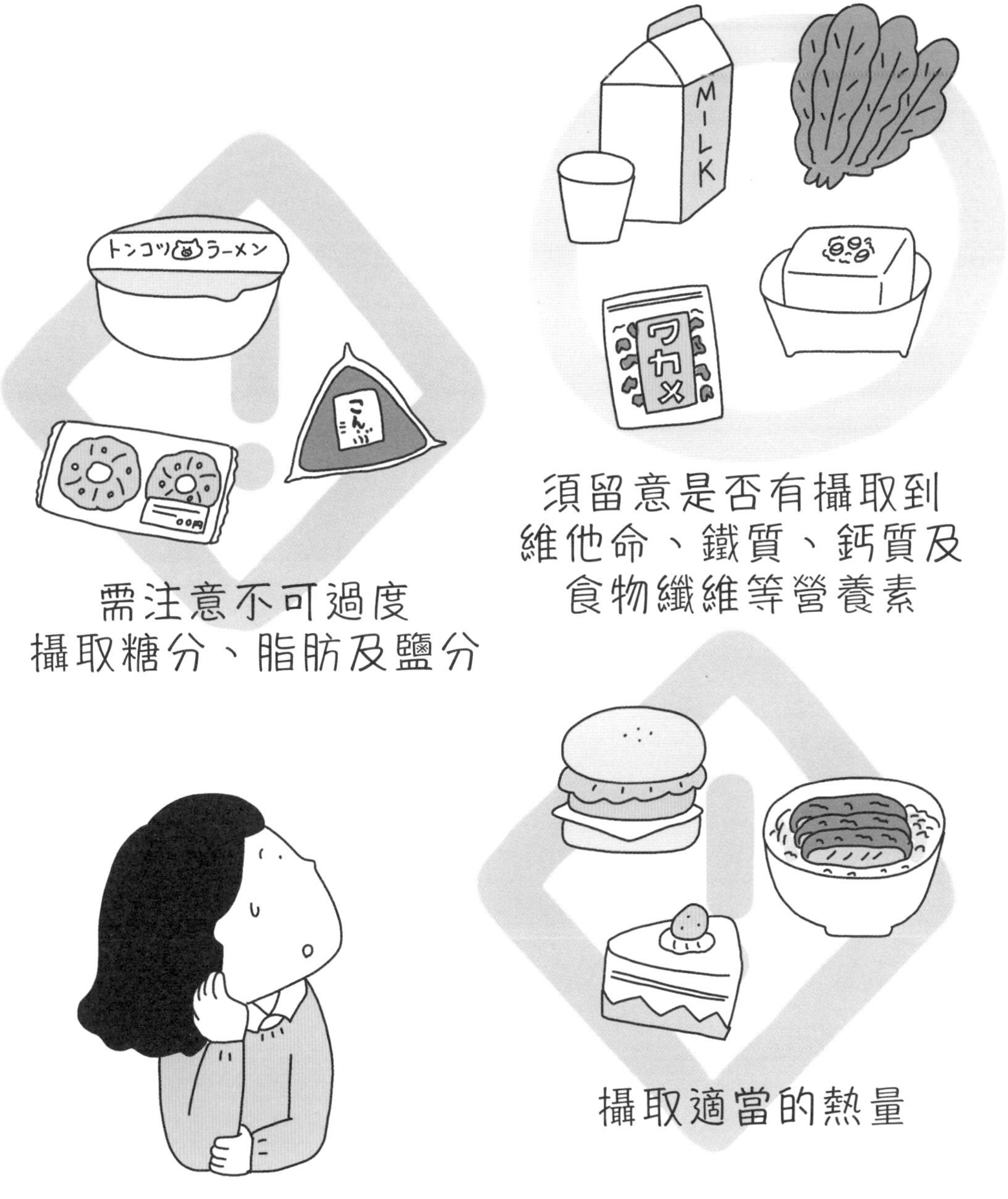
MILK
トンコツ ラーメン
こんぶ
ワカメ
〇〇円
須留意是否有攝取到
維他命、鐵質、鈣質及
食物纖維等營養素
需注意不可過度
攝取糖分、脂肪及鹽分
攝取適當的熱量

營養豐富的餐點了。引起**做菜的興趣**是第一步，不需要做料理門檻過高的菜色，就從「食用即時小菜」或「使用微波爐加熱白飯」等小小的調整開始吧。

熟悉數道可以立即上菜的料理食譜

料理的基本步驟有下述等作業：

・準備材料及料理器具
・清洗
・切
・加熱
・混合（食材或調味料）
・盛裝
・食用
・清洗餐具

其中「切」、「加熱」、「混合」及「清洗餐具」等步驟，只要會了就不大困難。能善加利用半調理品、冷凍食品或美乃滋、麵味露等調味料也可以省去許多麻煩，如果不使用菜刀或是砧板料理，更能讓清潔的步驟輕鬆許多。

舉例來說，像是先前有提到可以買來放著的綜合豆類，加上用微波爐解凍的酪梨及鮪魚罐頭，淋上沙拉醬或美乃滋後就會是一道單品小菜，再來只要加熱白飯或是麵包就可以解決一餐了。

沙拉醬及美乃滋也可以用在加熱料理上。切好的蔬菜及綜合海鮮可以用炒的料理方式，先把肉和魚切好後冷凍，回家後拿出需要的份量只要烤一烤，一道配菜又完成了。

對ASD傾向較為明顯的人來說，太過輕鬆反而會引起的罪惡感，而調整最初料理食譜中的調味或食材，也可能出現排斥。但是，**家事**（**特別是料理**）**的基本就是「沒有絕對！」的世界**，用更輕鬆的態度面對，是不是能用其他的食材或是調味料替換呢，這種料理上的發想非常重要。「意外的沒有問題」這樣的經驗，會讓人發現原來世界是遼闊無垠的，所以儘可能地做各種不同的嘗試吧。

減少外食的秘訣

隨時備有馬上可以食用的食材

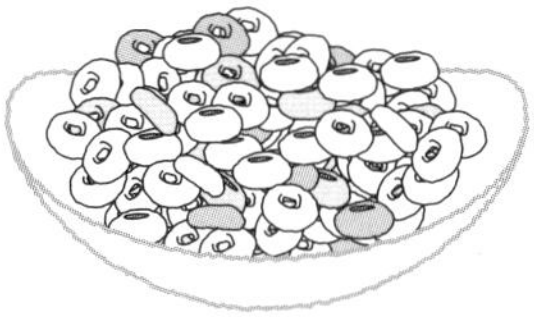
穀片

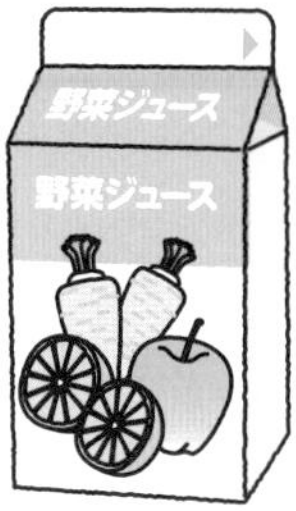

蔬果汁

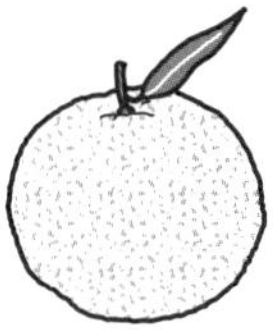
橘子

善用市面上可以快速烹調的食材

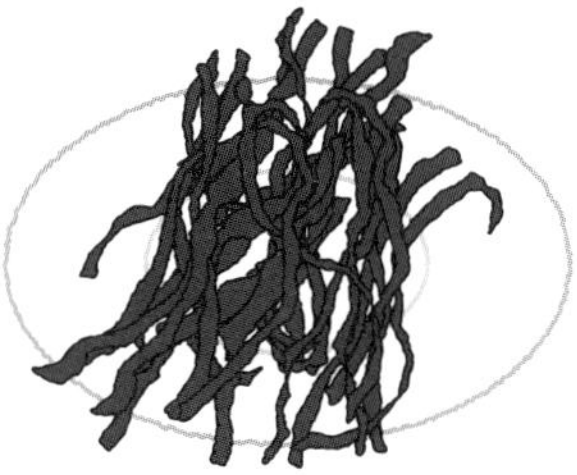
乾燥海帶

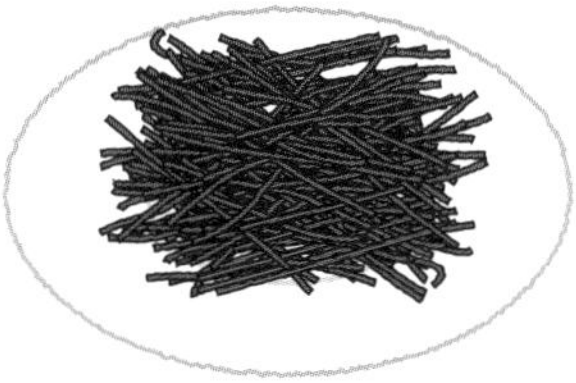
昆布絲

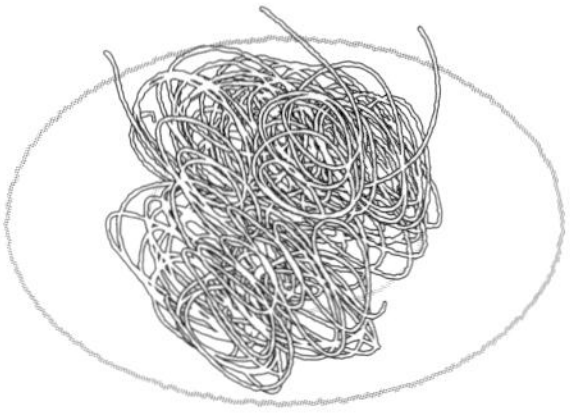
冬粉

善用可以直接當作配菜的食材

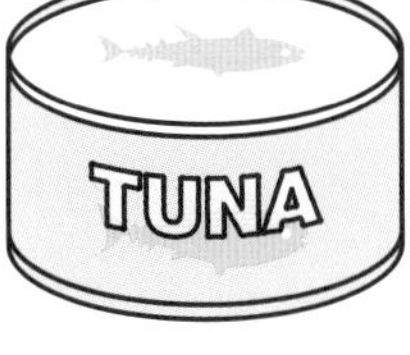

鮪魚罐頭

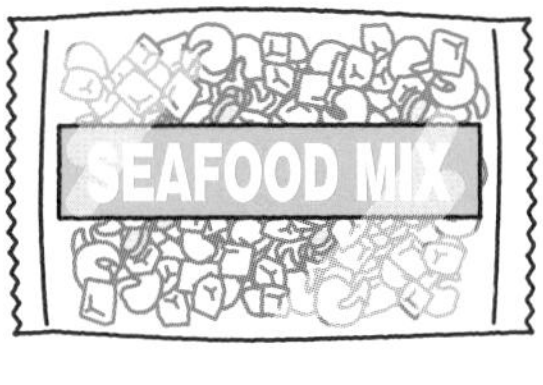

冷凍綜合海鮮

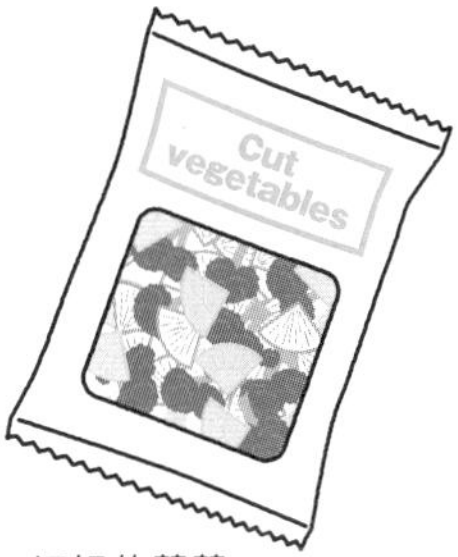

切好的蔬菜

忘記繳費期限、餘額不足

對策

- 活用網路銀行及便利商店ATM
- 用家計簿APP設定提醒通知

事例

不記得每個月的繳費期限，餘額不足無法繳費

手機上顯示不動產公司的未接來電，回電後聽到「房屋貸款無法扣款」的通知。

「啊，糟了！」匆匆忙忙地下班返家，再衝到最近的銀行ATM提領其他銀行帳戶的錢，又花了不少手續費。

以前曾有過在信用卡扣款日隔天才發現無法扣款的狀況，從那之後就特別的小心，沒想到竟然又再發生樣的事情……

原因

沒意識到粗心錯誤或餘額不足的問題，未事前採取足夠防範對策

不管什麼人都可能因粗心犯下類似的錯誤。但多數人都會提醒自己「這樣的話就是要再小心一點」，因此便能防範未然避免二次失誤。

但是，對於有發展障礙的人來說，特別需要**再更進一步確認是否有「即便沒注意到也能防範未然的系統」**。

ADHD傾向較為明顯的人有健忘的特質。另外，對時間的掌握上也較不精準，因此常出現預定時間已過才發現的情形。

ASD傾向較為明顯的人雖然因記憶力佳，較少出現這種粗心的失誤。但對於非經常性的的費用繳納，例如幾乎沒使用的信用卡扣款、一年一到兩次的稅金繳納等作

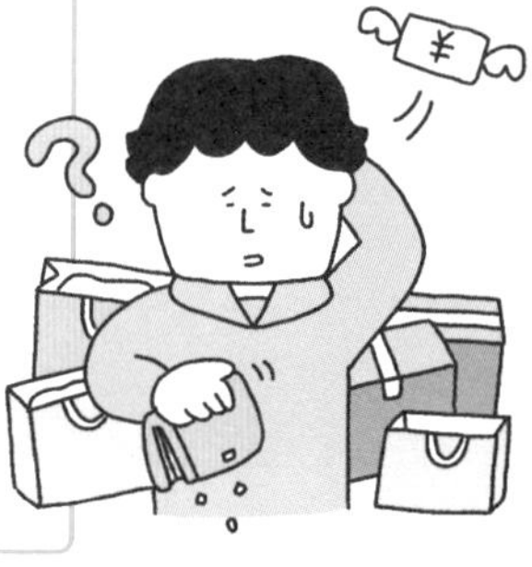

業，也容易出現漏繳的狀況。

不管是哪種情形，為了避免忘記都必須做出一定的努力。認清「自己不擅長這些事情」的事實，另用不同的工具解決遇到的困境，這才是合理的做法。

解決方法 活用網路銀行及便利商店ATM

近期如果是匯入指定銀行，即便非營業時間也可以透過便利商店進行設定，且提供24小時減免手續費這類優惠服務的銀行也越來越多。另外，如使用網路銀行，也越來越多銀行會依存款餘額或是利用的服務提供一定次數的免手續費或減免優惠。當發現忘記繳費時，不需特地外出就可以立馬繳費，若突然有「現在戶頭還有多少錢呢？」這樣的想法，只要有電腦或是智慧型手機等設備就可以確認。如果不喜歡使用線上匯款，只要設定最基本的密碼就可線上確認帳戶餘額，這樣也是不錯的方法。

依照使用方法的差異，有些人會把匯款帳戶及生活費帳戶分開，但如果帳戶過多，ADHD傾向較為明顯的人在管理上就容易出現錯誤。可以的話，**匯款及生活費的帳戶可以統一為一個就好，另外再設一個預扣款項及儲蓄用的帳戶，這樣在做金流確認會更加便利**。

在家計簿APP設定提醒通知

ASD類型的人常會因與平日模式不同的意外開銷而感到驚慌。因此，請將**家計簿APP與網路銀行的戶頭進行同步**。如此一來完成設定後，便可以迅速確認戶頭餘額，這對有ADHD傾向的人來說也是相當實用的對策。只要提前做好設定，便可在戶頭餘額少於扣款金額的時候發出通知。下一頁以「Money Forward」的APP為例，示範如何在APP中設定與銀行同步的方法。其他數個家計簿APP也都可以將系統與網路銀行連動，只需選出自己喜歡的APP進行設定即可。

筆者本身也有使用這個功能，設定好在月底要確認卡費時餘額不足的通知。而且只要餘額不足就會持續發送通知，這樣就不會忘記要快點匯款補足不夠的部分。

使用APP「Money Forward」連結網路銀行的操作流程

1 開啟「Money Forward」，進入「帳戶」選項並點選「同步」

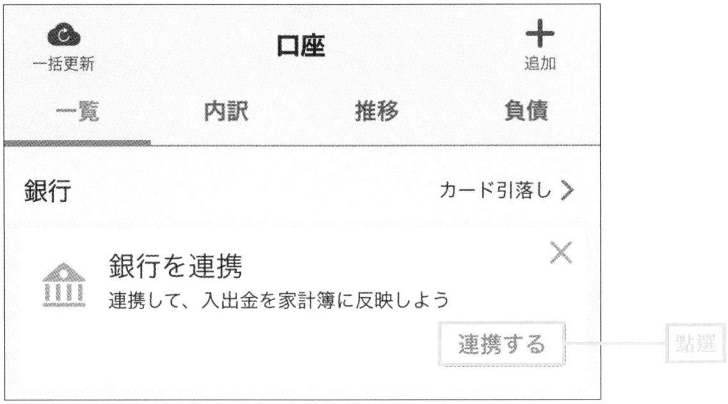

2 選擇欲同步之金融機構

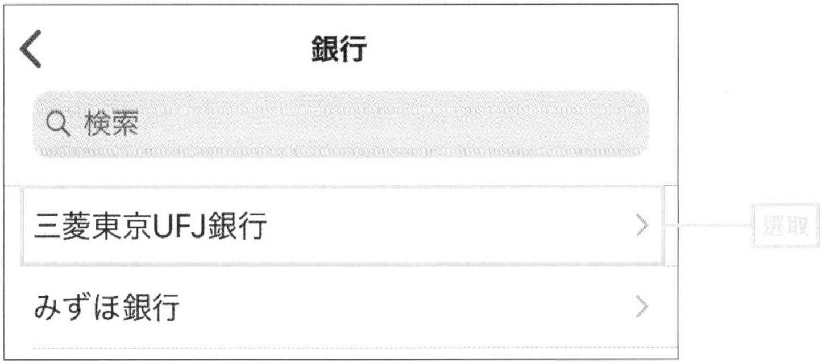

3 輸入金融機關線上服務的契約編號及密碼（❶），點選「同步」按鈕（❷）

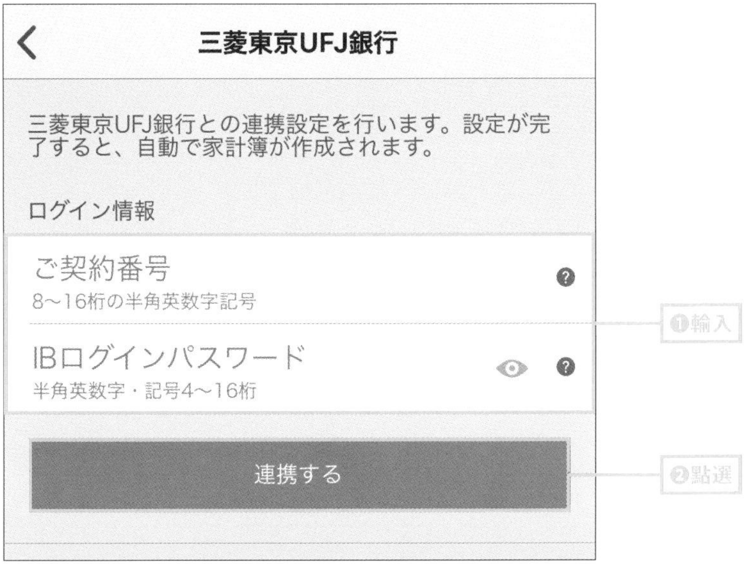

第4章

「無法好好整理」該怎麼辦

整理是結合空間、時間、物品及行動的作業

「不善於整理」是發展障礙中常被提及的特徵。這通常是因為對三維空間的規則理解不足，卻找不到適合自己的物品配置方法所造成的結果。讓我們來想想如何讓生活過得更舒適，並改善空間配置吧。

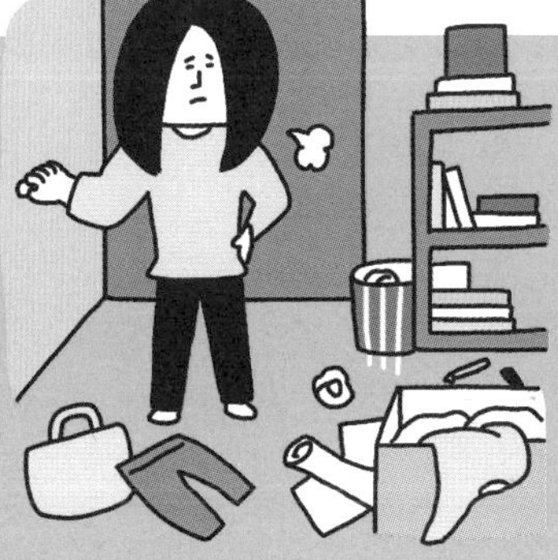

不知道東西放在哪裡

對策

- 規定在物品使用完後位置附近的收納空間
- 把會搭配一起使用的物品放在同一個地方
- 不使用收納櫃擋門，讓被收納的物品清楚可見

事例

雖然知道東西放在家裡……

「看到了一個很棒的海外旅遊行程，要不要一起去呢？」被朋友這樣邀請，很快地確認了，時間看起來也沒有問題。「那我來去準備申請書喔。因為需要護照的號碼跟有效期限，你先確認一下。」被朋友這麼一說，突然一陣困惑：「咦，我把護照放在哪裡了呢？」

打開抽屜，放在裡面的文件亂成一團，到底會在哪裡呢？實在是毫無頭緒。「說不定是在書架上的資料夾裡！」但是想拿出來的時候，書和文件堆像是雪崩一樣，崩塌到床上。

以前也曾在海外旅行時找不到護照，最後在旅行包的底部找到皺巴巴的護照的經驗。也因此「因為是很重要的物品」，所以要放在包包以外的地方，但反而適得其反，忘記放在哪了。

從小就不擅長收拾，也常常弄丟東西，這次又發生這樣的事真的是非常暴躁。「啊啊！真是的！」忍不住對自己發出了怒吼。

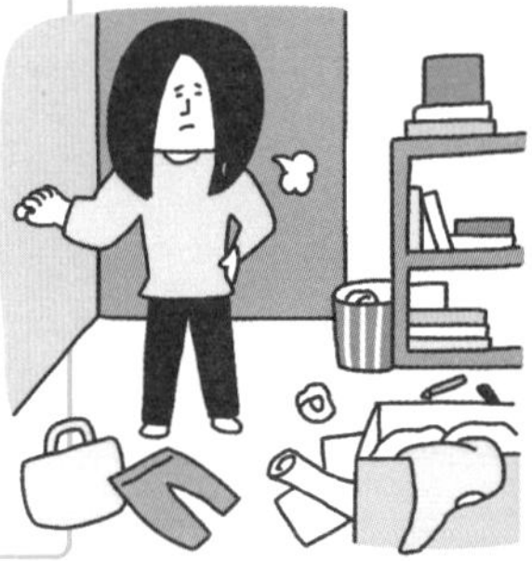

原因

沒有決定好放置的位置、沒有把東西放固定位置的習慣

在說明這個狀況時，可能會有人說「這不是理所當然的嗎？」基本上物品是不會自己移動的啊。換個角度來看，東西應該是放在最後使用的人最終使用的場所。但是，因為日常生活中有大量的訊息，每次

都要記住東西放在哪裡實在有點困難。正因為如此，更有必要制定**「決定好放置的位置」、「使用完畢要放回決定好的位置」**這樣的規則才是。

大多數的人，可以自然而然養成將東西收好的習慣，但對於發展障礙傾向較為明顯的人來說，要掌握這樣的原則有相當的難度。這是因為有這樣傾向的人，對於空間及物品的認知及感覺與大多數的人不同所致。

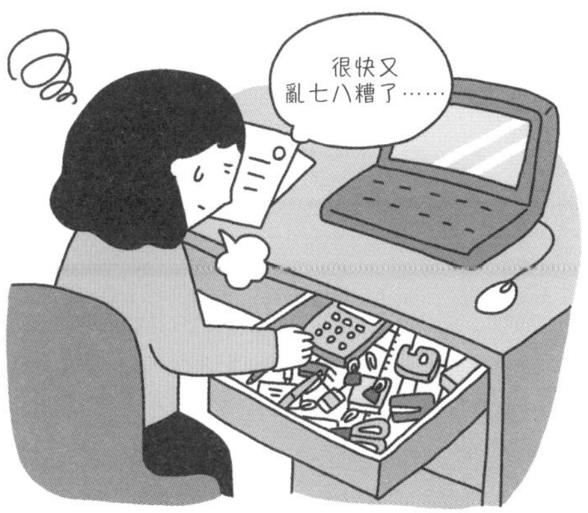

ADHD傾向較為明顯的人，**對有興趣、喜歡的事物或是新的刺激時特別容易受到吸引，一次就記住的記憶空間非常的小**。因此，當眼前出現有興趣的事物，手上正拿的東西或是正在使用的東西就會被忘得一乾二淨，也會在不知不覺中將東西放在不是計劃中的位置。或是即便已經很小心的把東西收到決定好的區域，卻又因為忘記了這個區域，而想不起來東西放在哪裡。

ASD傾向較為明顯的人較不善於整理，或是說**他們本來就不認為有整理的必要**。對這種類型的人來說，即便收納空間稍顯凌亂，他們仍然可以找到物品放置的位置。因此，即使環境雜亂，只要本人不會覺得困擾，或是說還沒有超過忍耐的極限，就會一直呈現雜亂無章的狀態。

另外，即便沒有好好整理，也因為平時可以應付「記得放置的位置」或「能放回決定好的位置」這樣一對一的記憶模式，但如遇到搬家等狀況，物品的放置位置有所改變，就會出現混亂無法好好收拾的情形。也就是說，即便需要整理，在找不出整理的理由或是背後的意義的狀況下，只要能找得到需要的東西就好。但也會有如果狀況有所改變，就無法彈性應對的情形。

要把整理變成習慣，**把物品在想要放置的區域做合適的配置與日常生活中的動作息息相關**。這時候就必須要了解自己平常會做什麼動作、在哪裡做這些動作，以及在有限的空間下，那些物品要優先處理，這樣的角度討論配置的位置。也就是說要找出物品、空間及動作間的連結才行。

在休息的空間放置臨時置物箱

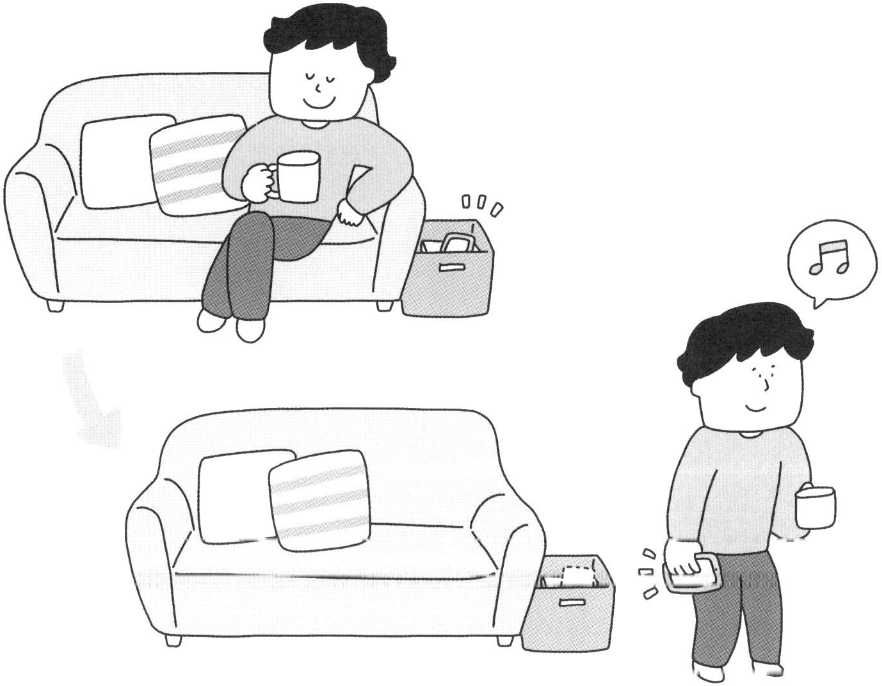

離開時要將物品帶走放回原來的位置

規則1 一個區域只可以有一個臨時置物箱

規則2 畢竟是「臨時」的收納空間，所以需要定期清空置物箱裡的物品

解決方法

規定個在物品用完後位置附近的收納空間

ADHD傾向較為明顯的人，常常出現想要使用某件東西時，即便物品放置的位置有些距離，仍然願意特地起身去拿取；但是一旦使用完畢，這件事情或物品就會被立即遺忘。

針對這樣的特性能採取的應對配套，就是**將收納的空間設計在使用完場所附近的位置**。反過來說，也可以說凌亂的空間就是適合收納這個物件的地方。

事實上，多數不善整理的人，其居住空間東西多半會散落在坐著的範圍到伸手可及畫出一個半圓形的區域內。如果是這樣的話，我們就可以將這個區域定義成是適合這個人的「收納空間」，整理的第一步就從在這個區域放置垃圾桶、收納櫃或是箱子等物品開始，慢慢一步步的養成整理的習慣。

就以往的經驗，東西很容易聚集在沙發或是暖桌等，可以舒舒服服坐著的空間四周。當人休息時，在那之前緊繃的神經也會開始放鬆。如此一來，剛剛在做的事情也會被認定成休息的狀態，也因此會不知不覺的把東西放在這樣的區域裡。同樣的狀況反覆發生，結果就會造成這個空間的四周一片混亂。另外，當坐著做完某件事，特地站起來整理的這個動作，對於有發展障礙的人來說，會感到非常麻煩而且排斥。

因此，可以設定**在休息的空間附近設置一個收納的位置**，或是**設置一個臨時的置物箱這樣的規則，東西可暫時性的放在箱子裡，等要離開的時候再一併帶走，或是利用打掃或清洗的時候，再清點放在裡面的物品**。如此一來就可以把東西收納在固定的位置了。

如果常無意識地把東西亂放，也可以因為決定「就放到這裡」，慢慢的養成把東西放回置物箱的習慣。如此一來，即便突然出現「到底放到那了呢？」這樣的想法，只要去那個箱子裡找找就可以了。

這時還有一點必須確實遵守，就是一個場域只能有一個臨時置物箱（或是說一人一個）。在收納相關的書籍常常可以看到「製作一個臨時的收納空間」這樣的建議，但對於不善整理的人來說，很容易會慢慢的放置好多個臨時收納箱，最後什麼東西要放哪裡也都搞不清楚了。

另外，臨時收納盒或是收納箱再怎麼說都是「暫時」的收納空間，如果不定期清空就沒有意義了。特別是對於ASD傾向較為明顯的人來說，如果無法理解設置這個箱子的「規則（意義）」，而把所有的東西都丟進去的話，反而會造成混亂。因此，要採用這樣的方式，請確實遵守上面提及的兩項規則。

把會搭配一起使用的物品放在同一個地方

有發展障礙的人在準備事情時，常常會到處走動，直到事情做完為止，這樣會耗費非常多的時間。這是因為有ADHD的人在移動的過程中很容易分心，而有ASD的人則是有目的性地在做準備，但卻很容易出現「這個也要、那個也要」的狀況，導致焦慮不安。不管是哪一種情形，都會使得準備上花費更多的時間。

因此，事前**「把會一起使用的物品放在同一個地方」**這樣的概念就非常重要。舉例來說，很多人會將護照、存摺簿、年金手冊等重要的東西放在同一個地方保管。使用這種管理方式的人，如果能確實將「重要的物品」進行分類就沒有問題。但如果這樣的方式會出現遺失的狀況，就表示對於這個人來說在「重要東西的組合」判斷上並不夠正確。

海外旅行時一定要使用到護照。這樣來說，不管是誰在海外旅遊的時候，最常使用的包包就是護照最合適的收納位置。但實際上，這個案例也曾出現在之前提到關於包包的整理技巧中，也可以說使用「海外旅行組」的方式一起整理，就更容易找到需要的東西。把筆記本和日誌本放在一起的收納袋或鉛筆盒，是近期在文具店常見的商品。這應該也是因為「筆記用具常和日誌本、筆記本一起使用，所以放在一起」這樣相同的想法才出現的商品。再加上選擇的種類也越來越多，看來應該是有一定的需求。

如果對於那些東西會一起使用突然沒有什麼想法，可以試著**想像具體的使用情境**。從筆者的經驗來看，當要幫忙親戚的看護時，會拜託先生準備一個喪葬儀式專用的收納區域，並且告知先生「如果發生什麼事的時候，請帶著這個抽屜的東西過來。」這裡面的東西包括下列物品：

・正式的包包
・方綢巾
・念珠
・白色手帕
・裝飾品（黑色的手錶、錢包、扇子、圍巾、傘、法紀、珍珠項鍊）
・奠儀袋、現金掛號信封（在無法參加喪禮，需寄送奠儀時使用）

雖然這是因爲有需要才做的整理，但如果突有不幸的狀況發生時，特別容易忘記東西，所以這樣的方式可以幫助自己建立「不管怎樣先打開這個抽屜就好了」的習慣，如此一來可以減輕不少負擔。和家人相處的時候，時不時會出現幫忙帶東西或是借東西的狀況，為了要讓自己能有「那我從這裡拿就好了」的習慣，首先就從慢慢整理自己常用的物品開始吧。

放在容易看到的盒子或是透明的袋子裡

善於整理的人可能無法想像，對於不善於整理的人來說，光是要打開蓋子或袋子確認裡面裝了什麼東西，這件事都非常辛苦。抽屜也會受到高度及深度的影響，漸漸地，抽屜裡的東西就變得彷彿地層一般逐漸堆積。

如此一來更不清楚裡面到底放了什麼↓結果東西永不見天日，甚至又會在盒子的上面或抽屜周圍繼續堆積物品。

為了防止這樣的狀況出現，可以試著**把東西收到可以看到裡面的透**

收納時要將會一起使用的東西放在同一個地方

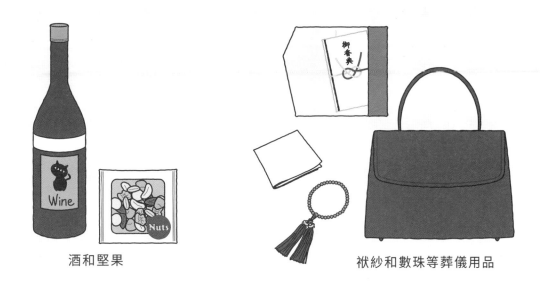

酒和堅果

袱紗和數珠等葬儀用品

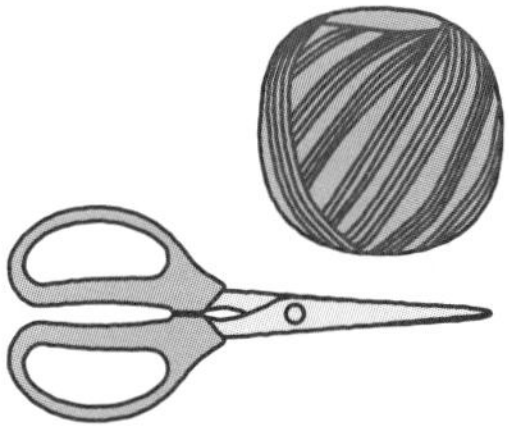

剪刀和線

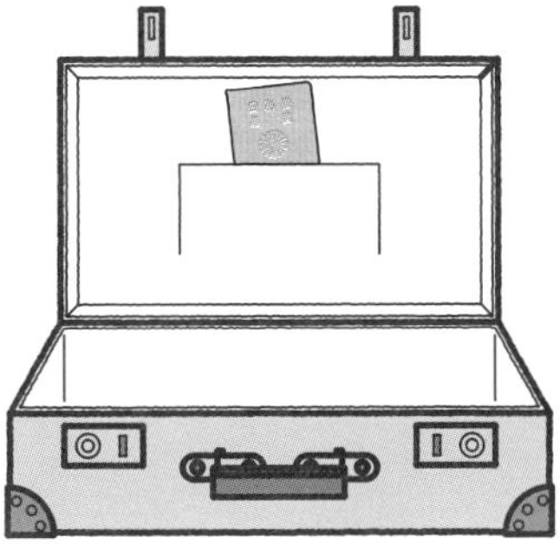

行李箱和護照

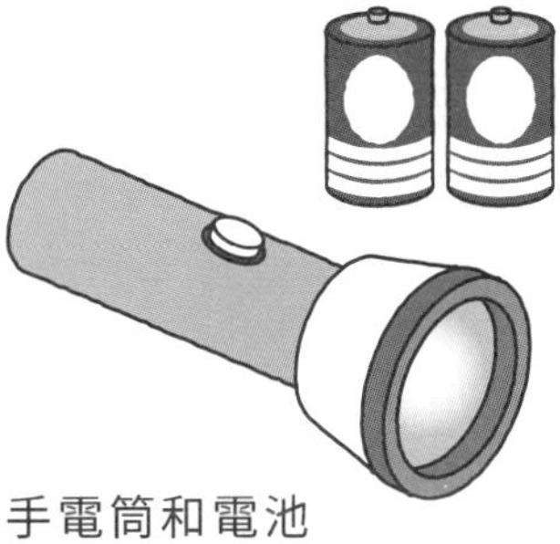

手電筒和電池

明袋子中（或是半透明的袋子，只要能看到裡面的東西即可）。如此一來，不用打開袋子就能從外面看出裡面裝什麼東西，因為大致上可以推斷出放的東西是什麼，就可以省去不少確認的動作。

臨時的置物箱在裝潢雜誌中可看到也有附蓋子的選項，但基於上述原因，建議選用沒有蓋子遮蔽的款式，這樣會更加便於使用。

這個方法主要是針對ＡＳＤ傾向較為明顯的人所想出的因應對策；針對ＡＤＨＤ傾向較為明顯的人來說，除了用不加蓋的收納箱之外，平時用不到的東西（非當季的東西等）則可放入有蓋子的收納箱並貼上標籤，如果可以收納在不容易注意到的收納空間，則會有更好的效果。

不使用抽屜擋板

這個方式和不使用蓋子的策略概念相同，如果收納空間有門或是抽屜擋板的話，對於有發展障礙的人來說，可說瞬間又提高了一層難度。如果是左右推拉的樣式，卡在中間的物品便會相當不好拿取，如果是可以開門的樣式，則需預備足夠的開關空間。

你可能會想說「這也不是什麼太大的問題」，但是當門前推滿物品，大多數無法順利拿取東西的原因都是因為無法順利開關門所致。也因為無法開門檢查，慢慢的裡面到底放了什麼也無從得知，很容易陷入無法整理的惡性循環中。

如果收納櫃前的東西堆積如山，拆掉**抽屜擋板**後，會發現這個空間意外地相當**好使用**。筆者家中的桌下本來就有設計收納的空間，但一開始有抽屜擋板時並沒有好好利用。有一天突然有「也許把擋板拆掉可能不錯喔」的想法，拆掉後發現這裡可以作為文件以及放置出差時需使用的機具、卡片等物品的收納空間。

另外，由於有抽屜擋板遮蔽，只要一關起來就好像有整理過的樣子，心裡想著「反正先這樣塞進去吧」，然後把抽屜關上。就這樣，東西不停地被塞進抽屜裡，自己也搞不清楚到底放了什麼。因此，即便覺得「我應該是放在這裡」，也必須打開抽屜好好搜尋一番。

雖然也可能因有養寵物或是與家人同住等因素，無法輕易移除抽屜擋板，即便如此也可以先評估看看，是否能使用像是推拉門或滑門等，可拆卸擋板的收納櫃款式。

收納時將空間劃分清楚效果更佳！

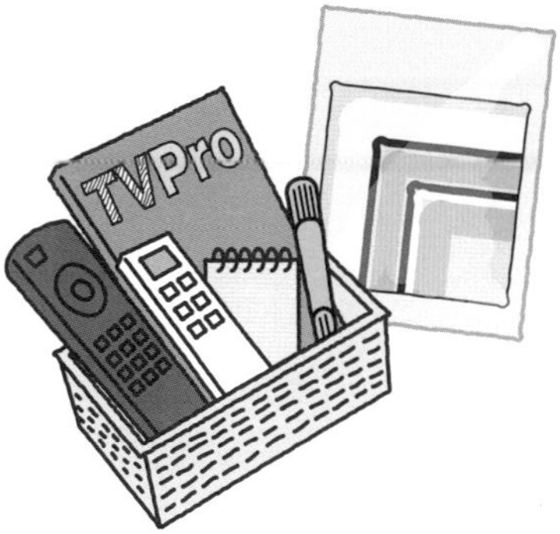

放在容易看到的盒子
或是透明的袋子裡

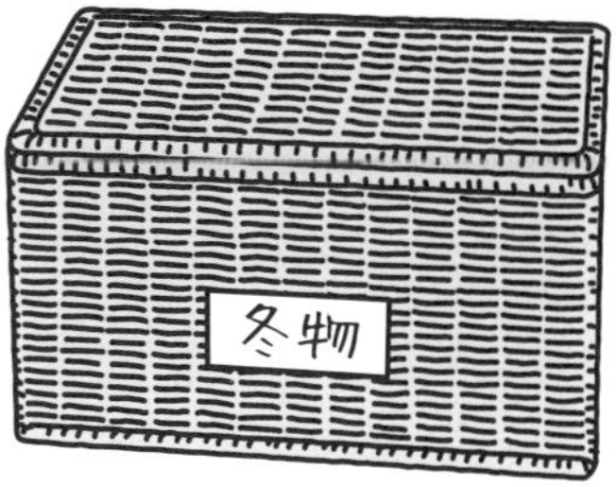

把平常用不到的東西
放進有蓋子的收納箱裡
並貼上標籤

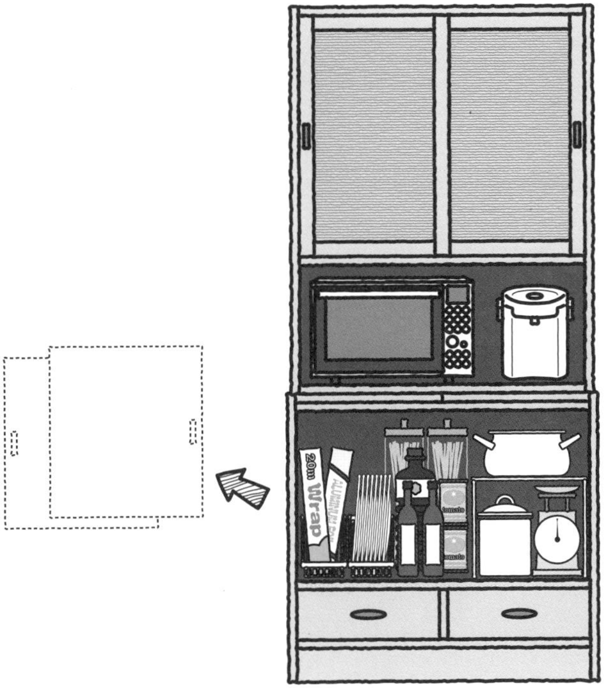

拆除收納櫃的抽屜擋板

不知道東西放哪裡比較好

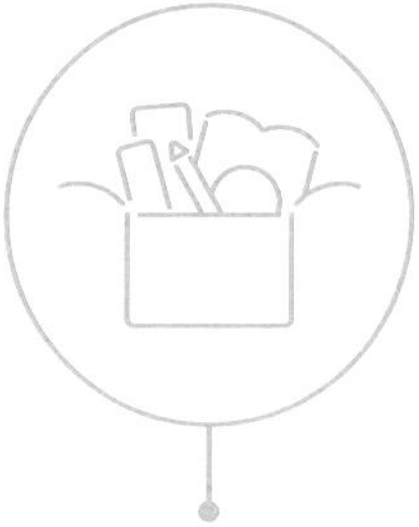

對策

○依照使用頻率決定
○即便是小東西也要決定合適的收納區域
○決定臨時放置物品的區域並定期確認

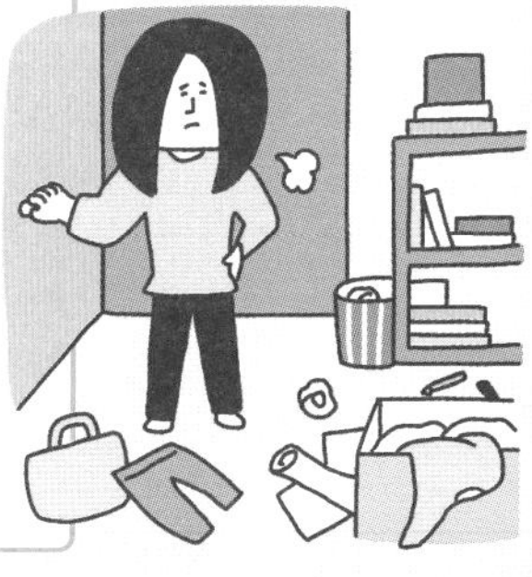

事例

雖然說「放在便於拿取的地方就好」……

臨時起意決定「今天就整理這裡吧！」努力地慢慢將不需要的東西整理成袋，看起來東西減少了，以前被塞得滿滿的架子也空出了一些空間。想著「這樣的話放東西就更輕鬆啦！」但又突然感到困惑：「誒？但是，東西要怎樣放才比較好呢？」

往地板一看，在垃圾袋間東西堆積如山，幾乎到了寸步難行的地步。裝潢雜誌上寫道：「需要的東西就放在好拿取的位置吧。」但是，我到底要怎樣從這裡拿出必要的東西，再把它放到便於使用的位置呢？

原因

不清楚使用方便的標準，無法清楚連結使用頻率及放置位置的關係

日常生活就是許多具體行動的集合，而煩惱就來自於這些個別且具體的生活事件。

但是雜誌是針對不特定多數人所編寫的讀物，因此會以多數人能理解的方式撰寫內文，以便更多人閱讀。但這樣的內容對於有發展障礙的人來說，可能曖昧又抽象。也就是說，要能將書籍的資訊與自己的煩惱做連結，就必須先具備將著語言和行動連結的翻譯能力。

對於有發展障礙，特別是ASD傾向較為明顯的人來說，這件事情難度非常之高。

ASD傾向較為明顯的人對於**抽象的字句有相當嚴謹的定義，因此，為了一一比對找出規律，腦中就必須進行相當仔細的作業**。大多數的人來說可能會有「不是隨便做做就好嗎？」這樣的想法，但對於當事人來說，反而是覺得先把大多數的規律記下來反而比較輕鬆些。

但是，對於擅長的事還能自己處理，面對不擅長的事，從文字便無法想像出其背後的意義及定義，這時思緒就會卡住。

解決方法　試著將放置場所轉換為更易理解的用字說明

首先，先試著換句話說，**把句子轉換成較容易理解的說明**，例如「容易使用的場所＝容易把常使用的東西取出或放入的場所」、「常常使用＝一週會使用一次」。

更進一步，像是ADHD傾向較為明顯的人，在收納時常出現無法判別優先順序的狀況。

在收納整理相關的書籍中，常看到「需要的東西」這個詞彙，在別人眼中看似不需要的東西，在當事人的眼裡往往會被判斷成「需要的東西」。

首先，比起使用「要」或「不要」這種以情感為基礎的判斷標準，試著使用**「會使用」或「不會使用」，這種第三者看來更為客觀且可量測的標準**來做分類。

依照使用頻率決定

把架子調整到適合自己的位置，落在膝蓋到眼睛這段區間作為基準。高度的調整除了有個人差異外，另外工作時是採站姿或坐姿也會有所影響。所以在調整物品放置的位置時，也要將工作場域及相關動作等因素納入考量。

首先，把東西從架上撤出（一開始可以將架上的物品分成兩次慢慢拿出），**依使用頻率分類**。

標準如下：

- 每天使用（平常會用到的餐具、牙刷、毛巾等）
- 每週使用一次（化妝包、錢包、鑰匙包等）
- 每個月使用數次（學習或定期處理事項需使用的物品）
- 季節性用品（電風扇、暖爐、夏季或冬季衣物等）
- 一年約使用1~2次（如賀年卡等在年內例行活動中會使用的物品）
- 與使用頻率無關的重要物件（護照、存摺、契約書、旅行用品等）
- 有回憶的物品（禮物或是信件等）

另外，除了不需要的東西，也一

依照使用頻率決定放置的位置

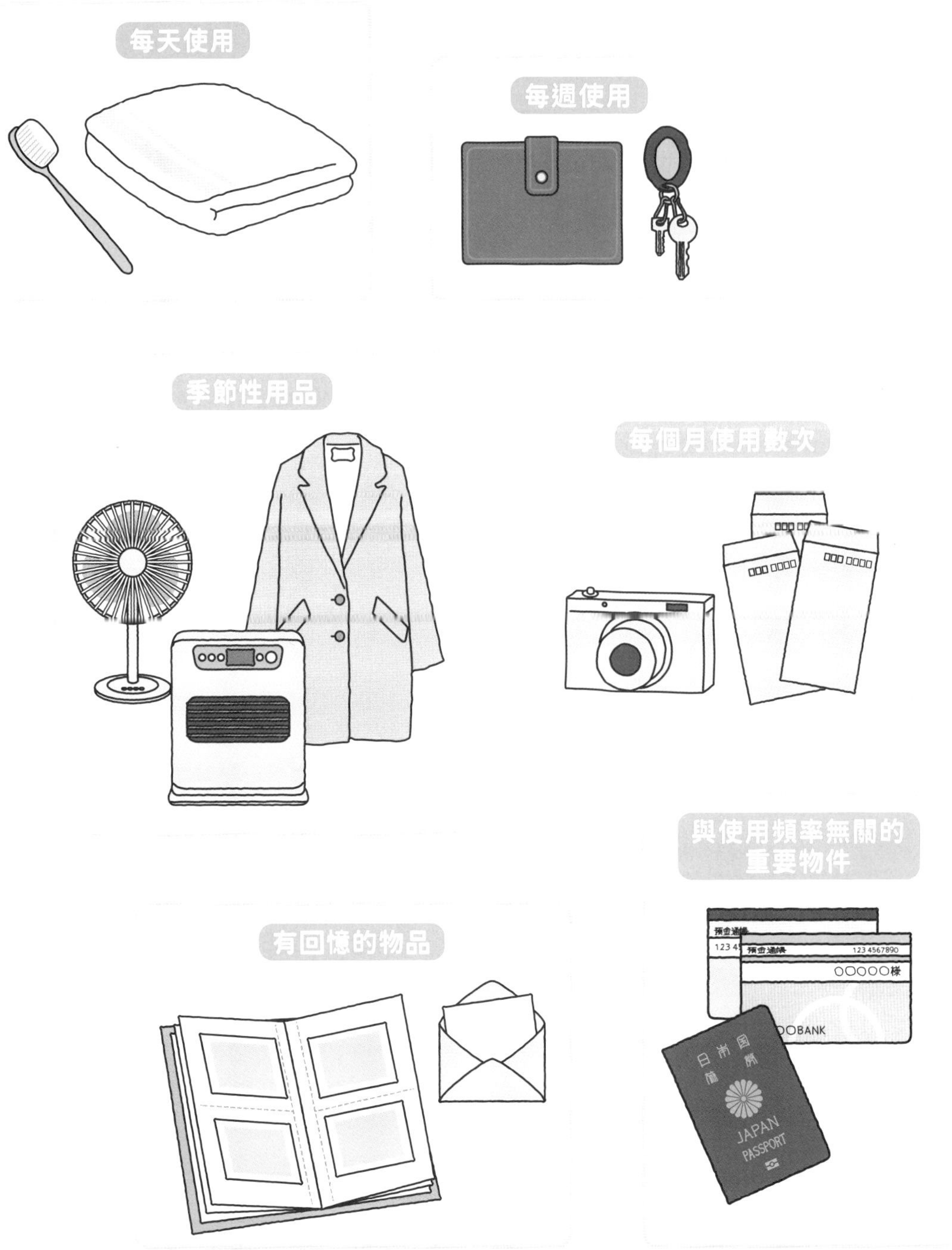

定會發現一些每天會使用，但是卻放在不太方便使用位置的物品。這時候就要花點心思把這些物品換到更為合適的位置放置。

例如：在玄關領取包裹時需要蓋的印章，以及在玄關拆開信件時用的剪刀。如果有類似相當明確的使用理由，在玄關設置一個擺放印章和剪刀的位置就非常合理。

最令人煩惱的應該是每個月使用數次或是有季節性的物品。針對這類型的物品，我們須確保有足夠的收納空間，如果可以，還是希望能有足夠的空間，將使用頻率高的東西放在便於拿取的位置。

再來，如不先決定好放置的位置及使用的場所，東西就很容易在家中流浪。特別是只有在冬天使用的外套、圍巾及手套，或是只有夏天會用到的帽子及拖鞋等物品，如果隨手放置，那很容易東西就一直放在那個地方了。因此，試著找找一個不是很便利但也不到不好拿取的收納空間，配置一個可以放冬夏物品的地方吧。

其中，應該也有些人不知道如何定義何謂「經常使用的東西」。這時，**試著想想具體使用的情境應該就可以找到答案**。舉例來說，像是「經常做的料理是什麼？」、「那在做這道料理時會用到什麼工具？」、「會用到什麼餐具？」、「材料又收在哪裡呢」，試著用自問自答的方式，應該就可以有些想法了。

即便是小東西也要決定合適的收納區域

耳機、USB充電線、便條紙、夾子、信件等小東西，因為不大佔空間所以很容易在使用完後，沒想太多就隨手放置，最後因為過於凌亂，就很容易不知道放到哪裡。

其實，在筆者還不善整理的時期，這種小東西常常不知去向，每每都要找個好一陣子。

但是有一次聽到**「小東西也需要有自己的家」**這樣的想法，才意識到原來需要幫這類東西準備一個收納的空間。之後，筆者就把之前因常在餐桌上使用而隨意放置的夾子、護手霜、量尺等物品，備妥一個收納箱，養成使用完後立刻放回的習慣。在那之後，餐桌上就不再有散落的小物了。

如果對於桌面的整理還沒有什麼靈感的人，可以先從自己的錢包、背包、化妝包、鉛筆盒等收納小東西的地方開始著手，也許會更容易抓到要領。再來也會發現自己自己好像陸續放入了太多覺得必要的東西，而漸漸的開始想要整理其他地方。但是，雖然決定好放置的場所，但到習慣之前還是有可能無法

從原本的收納區域移到另一個區域時的暫放空間

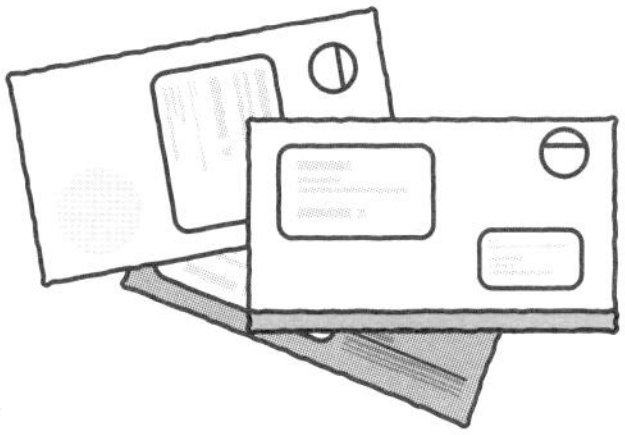

尚未打開的信件

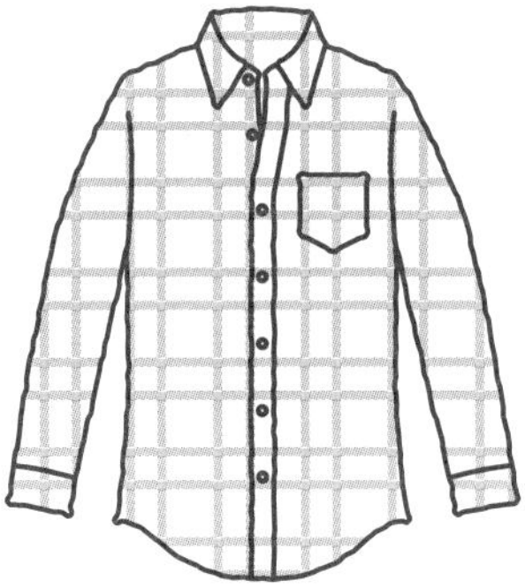

在清洗前預計
再穿一次的衣物

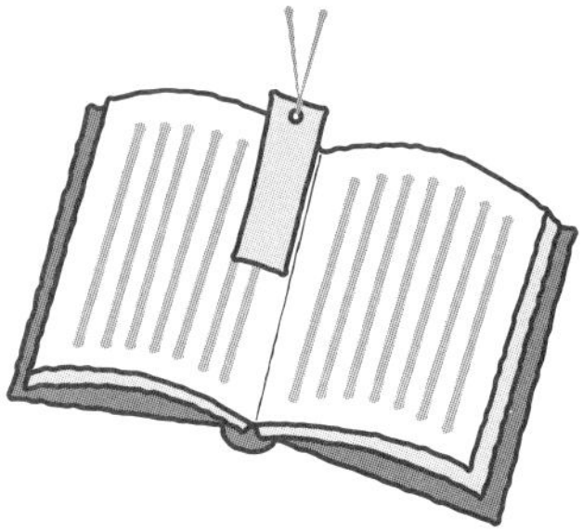

讀到一半的書

不管怎樣先放到「暫放區域」就對了

好好把物品歸位，也可能會出現需要重新尋找更適合的收納位置這樣的狀況。

另外，使用牙刷架放置印鑑、利用夾子整理充電線等方式，都是與原本物品的使用目的不同的使用方式，這樣也沒什麼不好。當養成整理的習慣，就會出現這種可以彈性配置的思維。就讓我們一般作氣，但保持輕鬆的心情試試看吧。

決定臨時放置物品的區域，並定期確認

可能會有人在想「剛剛才說要決定好固定的放置區域，現在又說是暫時放置？」在我們擁有的東西當中，一定有些只是暫時會用到的物品。舉例來說，待確認內容的信件、穿過一次但是在丟到洗衣機前還想要再穿一次的衣物、從書架上拿出來讀到一半的書等，「現在、

這裡」就是要放置臨時從原本收納的位置拿出來的東西。

這時候，這樣的暫放區域就相當的有幫助。暫放區域不僅可以免除東西亂放找不到的困擾，也帶有暫時先將東西放在跟原本的位置不一樣的地方，這一層相當重要的意涵存在。

在這裡很重要的觀念是，**讓自己意識到這個地方只是暫定的「臨時區域」**。因此，當看完郵件就要決定是丟棄或放置到收納的位置，書看完之後也要放回原來放置的書架。要特別注意把東西歸位這點非常重要。

有發展障礙特別是ADHD傾向較為明顯的人，除了思考及行動易發散外，也很容易會出現不連貫的狀況。

如此一來，想要做的事情接二連三地冒出，就很容易出現放置原本在使用的東西而開始下一件事情的狀況。也因次很容易出現物品散落各處，一回神才驚覺：「咦？為什麼這麼凌亂呢？」、「我原本是要做什麼事呢？」這樣的情形。

透過決定臨時放置的位置，就可以知道「我目前正在做的是這些事情」，也可以達到在事情完成之前，提醒自己避免發散的效果。

另一方面，ASD傾向較為明顯的人很容易因正在做的事情受到中斷而備感壓力，這時候這個臨時放置的位置可以視覺化「什麼時候都可以放回去」這樣的想法，減輕心理的負擔。在我們日常生活中，勢必會出現一些做到一半被中斷的狀況，這時候就要好好利用這個**可以作為轉換的中繼位置**。

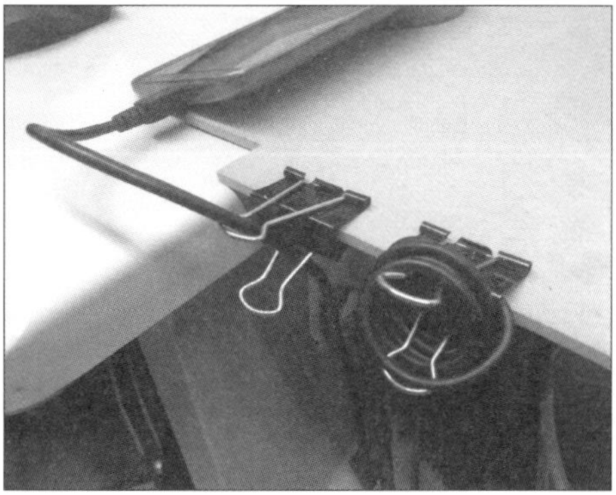

使用魚尾夾理線

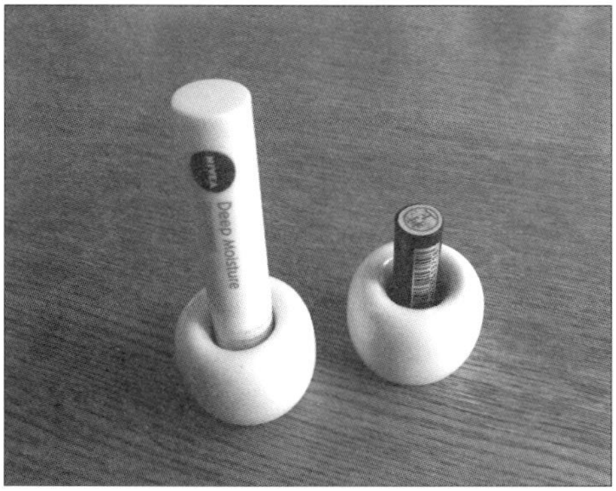

在百元商店購入的牙刷架可用做印鑑的放置架

無法斷捨離

事例
雖然知道把東西清理一下比較好……

從小家裡就教導「無緣無故就把東西丟掉是非常浪費的行為」，也因此總是沒有辦法好好做清理。像是便當附的免洗筷、超市或便利商店的塑膠袋等，覺得「總有一天會用到」所以留了下來，漸漸的就越堆越多。

一直沒有穿或是過舊的衣服，總是被塞進抽屜或衣櫥深處，也不知道什麼時候才要丟掉。雖然已經是舊衣服，但總是想著：「也可以當作抹布再次利用吧。」所以遲遲無法丟棄。

雖然被說是沒什麼用處的東西，但是因為自己實在無法判斷是有用還沒用，對於到底該丟什麼實在是沒什麼自信。

以前因為受不了堆積如山的物品，臨時起意丟了一大堆東西，但之後卻發現必須要使用的時候就要重新購買，可能因為這樣從那之後就對丟東西非常的排斥。

原因
判斷標準不明確，無法判別東西各自的作用

如果無緣由的就丟東西的確是相當浪費。但是，如果自己用不到或是說已經不需要使用了，把東西清掉，就結果看來，不管對物品還是對自己來說，大多是利大於弊。

ADHD傾向較為明顯的人因為**好奇心旺盛**，對於試用品及有附贈

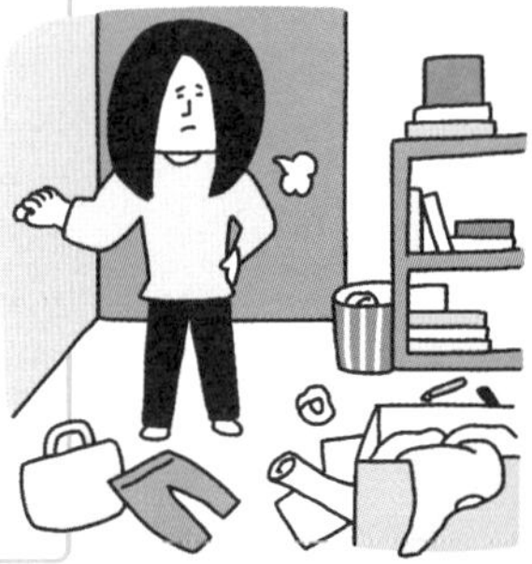

到底要如何才能做到斷捨離呢？

對策

- 把相似的東西放在一起
- 有意識的找出沒有在用的東西試著使用看看
- 利用二手商店或寄賣服務

品的新商品抵抗力非常的低，但畢竟試用品僅以體驗為目的，沒有一定的試用期間並無法明顯感受到其效果。

另外，即便自己沒有購買，有時也會出現因家人或親戚說「不介意的話就拿去用吧」，而收下對方不需要的東西的狀況。即便是自己也不需要，但也無法退回去，特別是對於ASD傾向較爲明顯的人來說，更是**不擅長委婉地回覆**，拒絕更需耗費非常大的精力。再來如果是家人的話又更難回絕了。

在現在多元的價值觀下，我們更容易找到符合個人喜好的東西。對發展障礙傾向較明顯的人來說，**首先要認知到自己在與喜好不符的事物相處上本來就比較困難，如果抱著嘗試的心態當然沒有問題，但是還是必須抱有如果試過後不喜歡必須好好處理到覺悟才行**。

解決方法

統整相似的物品做比較

筆者的經驗是當發現家裡的東西開始變多時，就會**把類似的物品整理出來進行比較**。比較之後會發現：「這個原子筆比較好寫，所以使用頻率很高呢」、「這條口紅雖然價格高，但是用起來嘴唇會相當乾澀，所以都沒有用了」，如此一來，更可以釐清物品本來的使用目的，以及自己的判斷標準在哪裡。

在這個過程中，捨去腦中出現「這個不要了」的物品，但即便如此還是有些東西無法明確的決定去留。這時先稍做保留，等半年後再做決定即可。特別是對於ASD傾向較為明顯的人來說，「選擇」這件事本身就相當的困難，有些人還會因此而感到痛苦。

為了明確判別東西本來的使用目的及自己的判斷基準

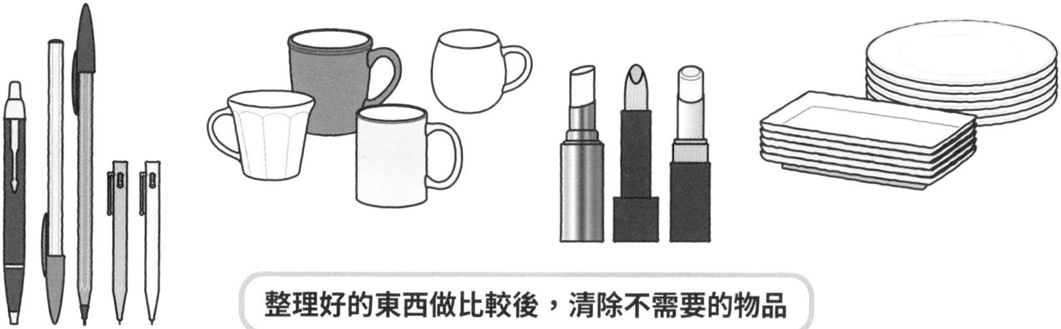

整理好的東西做比較後，清除不需要的物品

這種狀況下，請先冷靜下來，為了更客觀清楚的整理自己對物品的評價及態度，可以試著**用表格等方式釐清**（請參考左頁表格）。舉例來說，如果某樣商品覺得「雖然不太好用，但是因為價格昂貴，不用的話感覺很浪費」，在物品的評價就寫上「不好使用」，自己的態度則寫上「因為價格高如果丟了會覺得很浪費」。意外的有助於判別那一種情緒較為重要。

如果決定被分類在不好使用的類別，就做出一個保留的位置（空間大一點的箱子或抽屜）慢慢的放進去。如此一來，便漸漸可以判別那些東西好用，那些東西不好用，除了能看清物品本身在功能上的差異，也可以更清楚判斷自己對於這個東西是保有什麼樣的態度跟情感。

在這個過程中，可能會漸漸出現「這樣好浪費啊」、「竟然一直出現這種判斷上的失誤」這種負面的感覺，但我們就是一直受到這樣的情感束縛而無法好好做出斷捨離的判斷啊。所以我們就必須了解最該要捨棄的就是這種情感才是。

實際試看看

排除很明確已知不會使用的物品，針對還無法確定用不用得到，或是「可能可以○○使用」而無法丟棄的東西（修好之後、變瘦之後等），對於大多數的東西，我們得出了可以**有意識地試著在使用看看這樣的結論**。

筆者曾從熟識的友人那收到了刨刀器，因為是以往沒有使用過的形狀，所以就放著沒有使用。然而，在某次做果醬的時候，因為果皮難以刨除，突然想到了這個刨刀器，沒想到使用起來非常便利，因此就改放到使用頻率低的收納空間中。

另一方面，很多東西都是在使用過後才知道是否適合，特別是錢包、小收納包或文具等，常常會有判斷失準的情況。即便設計上大同小異，實際使用起來還是有微妙的差別。也曾出現因為覺得「感覺很好用的樣子！」而購買，實際上用過之後卻覺得「這個感覺不太對」的情形。

另外，也有些東西雖然價值高，但如要再次使用需要進行整理（例如和服或是底片相機等），遇到這種狀況只要再次思考自己是不是真的想使用就可以得出答案了。如果會感到雀躍想要再次使用的話就留下來，如果覺得麻煩還是處理掉會比較好。這種誠實面對自己內心感受的態度非常重要。

判斷基準的具體實例

項目	對於物品的評價	對於物品的情感	檢討結果
黃色 無領外套	・最近沒有穿 ・袖長約七分穿起來比想像中不便利	・早春穿起來相當亮眼 ・少見的鮮豔顏色、非常令人喜愛	不留 （因為有其他可作為強調色的開襟衫）
灰色 長版開襟衫	・早春到夏天時可穿 ・天氣稍涼時可穿 ・有點容易皺	・再長一點會更好 ・很喜歡這個顏色 ・容易搭配 ・喜歡這個設計	保留 （稍微再考慮一下）
橘色 緞面開襟衫	・雖是緞面材質但可以在家中清洗 ・早春和初秋皆可穿 ・不易皺	・顏色只適合初秋的時節 ・出乎意料可和其他服飾輕鬆搭配	善加利用 （特別是在初秋時可常穿）

利用二手商店或寄賣服務

雖然清理物品總覺得有些浪費，但其實用不到的東西有很多的處理方式。除了可以使用個人販售等方式外，如果覺得要自己出貨、打包、寄送這些作業太麻煩的話，雖然價格會比較低，但是**賣到二手商店**也會是個不錯的選擇。

如果有認識的人在收集義賣或是跳蚤市場的商品，也可以嘗試委託銷售。筆者住家附近就有定期在收集義賣商品的人，筆者每年會有好幾次將不錯的品項委託其銷售。

不管那種狀況皆可參考下標準判斷物品是否適合銷售

・尚未使用過的餐具及貼身衣物（基於衛生考量）

・沒有污漬及修補過的衣服（需清洗完畢）

推薦給想要處理二手商品的人的網站

網站名稱	特　徵
Mercari	・日本使用者數No.1的APP ・手續費是販售金額的10% ・支援多元支付選擇
Yahoo奇摩拍賣	・從1998年就開始經營的老牌拍賣網站 ・有詳細的品項分類 ・欲販售需先登錄為拍賣會員並經驗證
AWS Marketplace	・將賣家分為兩類 ・有自己的獨立販售頁面 ・手續費依賣家類別不同有所差異
Rakuma	・由樂天公司經營的二手網站 ・不需手續費 ・可以使用樂天super point

・生活用品需無破損及缺件（盡可能要把灰塵或髒污清除）
・購買五年以內的家電用品（可以的話附上使用說明書）

整理出上述的品項，如果努力整理後，還是沒辦法使用或是變乾淨，那還是乾脆一點丟了吧。

舊衣物及電腦相關等產品會有專門的店家收購（中古市場完善），也可能會收到相關人士的來電表達「想要」購入的意願。筆者前陣子在X（原Twitter）上發表了一篇尋找8㎜底片相機及投影機有興趣的人，當天就收到了從事電影相關人士的聯繫。像這類的物品因數量稀少，需要的人多會透過網路等方式搜尋相關資訊。

為了回饋社會，現在許多店家如衣服、眼鏡、助聽器等商店都有徵求二手捐贈的活動。眼鏡及助聽器回收後可以提供給發展中國家，以及災區等地使用，筆者也曾收到老家的請託代為處理。

試著這樣做之後，雖然會比直接丟掉還花時間，但是只要想到能再次被需要的人使用心情就愉悅了許多，也可稍稍減輕因東西用不到，或是處理東西帶來的心理壓力。

以後善加利用電子書、下載及租借等服務

下定決心「從今以後盡可能地不要再讓東西變多。」但是，為了因應生活上的各種狀況，要讓沒那麼必要的物品歸零似乎也不太可能。另外，如果過度壓抑自己想要的心情，反而會造成心理上的壓力，甚至可能出現衝動購物，讓自己更有罪惡感。

即便如此，要處理有形的物品本來就非常的不容易，如果是想要慢慢閱讀的紙本書或是資料等類型的物品，可以先快速的上網搜尋，如果能購買電子書的版本也是一個不錯的選擇。筆者因為常需要確認雜誌內容，所以訂購了雜誌無限暢讀的方案。以前還需要跟書店確認庫存狀況並一次購買好幾本，現在這種方式不僅在在閱讀相同資訊時更便於比較，搜尋內文時也更加便利了。因為常閱讀的雜誌有出了電子書的版本，以後應該會逐步從紙本書轉為使用電子書了。

音樂的部分多使用下載的服務，有時候也會收聽網路電台。一般聽到網路電台都會認為是廣播公司播放的節目，但網路電台其實是透過網路來播放聲音相關節目的方式，只要連結上網路，透過電腦或手機，就可以享受來自世界的廣播節目喔。某些較為小眾的藝術類型也有專門的廣播電台，筆者也會搜尋喜歡的類別，好好的享受一下。

如果是極少使用的物品，也可以考慮採用租借的方式。參考筆者的經驗，之前海外旅行用的大型行李箱就是使用租借的服務，同時也租了旅行用的熱水壺（有不少海外飯店不提供熱水壺）。因為之後也沒什麼機會使用到大型行李箱，所以真的覺得自己做的這個選擇真的是相當正確。

最近提供租借服務的商品，種類極其豐富讓人覺得「咦！這也可以借嗎？」為之驚艷。仔細搜尋了一下，原來引起話題的新商品（Apple Watch及掃地機器人等）也在可借用的品項中，原來是不少人在決定是否購買前想先買來試用看看。以後有機會，有想要試的物品如果可租借，就可以嘗試這樣的服務喔。

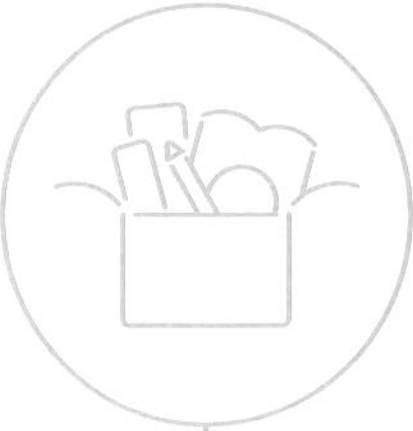

抓不到丟垃圾的要領

對策

- 活用垃圾清運APP及地方政府網站
- 諮詢垃圾處理的負責窗口
- 購買易處理的物品

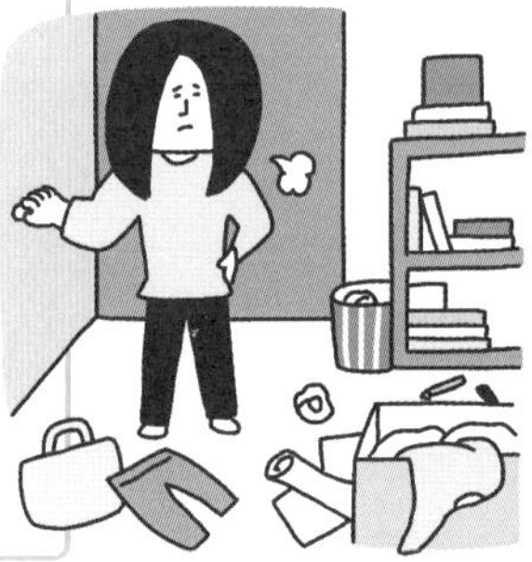

事例

總而言之就是規則好複雜……

搬家後，新社區的關於倒垃圾的規則比之前許多，時不時煩惱「咦？這是分在哪一個分類呢？」的情形也變多了。以前住的社區如果是塑膠類垃圾包含了所有塑膠製品，但現在的社區只有把食品用的包裝分出來，其他的東西包含廚餘都被視為可燃垃圾。

其他如空瓶罐又細分為食品用的瓶罐屬於資源垃圾，化妝品等屬於不可燃垃圾。大型垃圾的標準也不一樣，以前寢具用品，如果尺寸較小馬上就可以進行處理，但因為不知道新社區的規則，之前拿出來的時候被同社區的鄰居提醒：「那個是大型垃圾喔！」

雖然覺得自己應該要好好研究一下，但因為這樣又要開始煩惱整理的問題，所以一直提不起勁來，也因為這樣搬家後的整理一直沒什麼太大的進展。想要丟掉用完的頭髮定型噴霧，但因為不知道屬於哪種分類也只好一直放著。

原因

抓不到當規則改變輕鬆應對及確認的要領

雖然說這是因為地方政府的規定不同才出現的狀況，但垃圾處理的規則還真的因地區不同有所差異這點還是讓我大吃一驚。雖然一直住在同一個地方，但因為某個時間點規則變動後也讓人相當困惑。跟搬家時遇到的狀況一樣，雖然都是寫著「可燃垃圾」，但是可以丟的東西並不相同（也就是說雖然用字相同但是定義不同），也讓人更搞不清楚到底要怎樣處理垃圾了。

對大多數的人來說，即便文字的意義有些許的不一樣，會想說「可能是這樣吧？」勉強透過推測猜出答案，如果還是無法理解的話也可以查詢相關資料的方式，不自覺的就找到問題的答案。但是對有發展障礙的人來說，首先這個的流程就是一道相當大的阻礙。

對ADHD傾向較為明顯的人來說，如果**這一連串的行動組成無法覺得有趣，便會不停拖延**。再加上垃圾處理的規則細節相當繁瑣，即便開始動作也一不小心就會分心，或者可以說對處理垃圾這件事毫無動力。

另一方面，對於ASD傾向較為明顯的人來說，**規則明確便可遵守，但如果規則出現更動或是有不清楚的模糊地帶，就會不知道該如何應對**。如果一直以來都OK的選項突然不行的時候，就會陷入混亂而無法採取行動。

不管是哪一種狀況，當垃圾處理的定義或規律有所調整時，需有所準備讓自己擁有適應這些新規則（＝新的垃圾處理方法）的能力及環境才行。

解決方法 活用垃圾清運APP及地方政府網站

筆者擔任地方政府委員時，曾接到不少關於未遵守垃圾處理規則的投訴。

因考量對環境的影響，資源回收的處理方式持續進步＝各個家庭分別處理垃圾的作業增加，就更常出現「這個東西屬於那種垃圾分類呢？」這樣令人疑惑的狀況。

在第2章稍微有提到，近年來有更多的地方政府推出垃圾處理的APP，便可得知應該是有相當多的民眾有類似的困擾。

有發展障礙的人在無法理解規則時，會有先停止動作的習慣。**在搬到新社區的時候，地方政府會提供關於垃圾處理的宣導文件，上面會說明基本的垃圾處理方法，首先需要針對這些內容進行確認**。

另外，也可以看看所屬地方政府的官方網站，一定會有垃圾處理的相關規則。其他像是**地方政府的文宣、網站等等，都有相當多地區相關的資訊，就把這些網站都加入書籤頁面吧**。許多頁面也有支援朗讀網頁的功能，如在閱讀上有相當難度，像是有失讀症等狀況的人就可好好利用。

諮詢垃圾處理的負責窗口

如果使用垃圾清運APP後，仍然無法理解處理方式的話，也可以直接詢問負責窗口。在APP或地方政府網站上都能找到諮詢的電話以及傳真資訊，可以從這裡進行諮詢。如果是使用手機，可以直接撥打電話，這樣也能避免打錯電話的窘境。

筆者曾有不知道如何處理使用完的香水瓶及美甲物品，而打電話諮詢的經驗，得到相當友善的回覆。如果不擅長透過電話詢問，網站上的**諮詢表單**也是一個不錯的選擇。

購買易處理的物品

逛藥妝店或量販店時，會發現有許多噴霧式商品可供選擇。這類噴霧式商品如果沒有使用高壓氣體，用到一半就丟掉的時候不會太過麻煩；但如果使用了高壓氣體（如防水噴霧或髮型造型噴霧等），在回收處理時就可能存在爆炸或起火的風險，因此切記要在確定用完的狀態下才能回收。**要丟棄時請再次確認地方政府的相關規範**。

筆者自己會盡可能避開購買有使用高壓氣體的噴霧式商品，如果要買的話也是要在沒有替代選項的狀況下才會購買。這些特定的商品像是鞋子、雨傘、包包會使用的防水噴霧及冬天會使用的防靜電噴霧等，都是一定會用到，並且會用完的品項。

另外，居住地地方政府對於大型垃圾的定義是單邊不可以超過90公分（如可折疊不受此限制），在丟棄前務必確認傢俱及家電用品的尺寸，如果超出這個範圍就必須以回收或是廢棄物的方式處理，另外也可評估自己是否能將物品裁切或是壓縮到規範內進行丟棄，這些都是在購買前可以一併納入考量的事項。

可能會有人覺得「有必要考慮這麼多嗎？」但是現在這個時代處理廢棄物，可是比購物要花上更多心力呢。

購物本來就是讓人相當開心一件事，如果一直考慮丟東西時的繁瑣程序似乎也讓人無能為力，所以在選擇要購買的品項時，**試著把「便於處理」加入評估的條件中，試著找出一個適合自己的也能滿足這個條件的選擇吧**。

處理垃圾的小秘訣

① 善用垃圾清運APP及地方政府網站

- 很多地方政府有發行垃圾處理的APP
- 地方政府的網站上也有提供朗讀網頁的功能
- 搬進社區時可以參考相關文宣說明

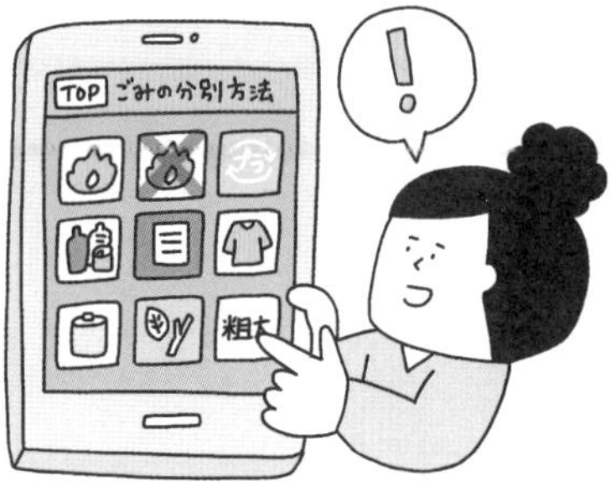

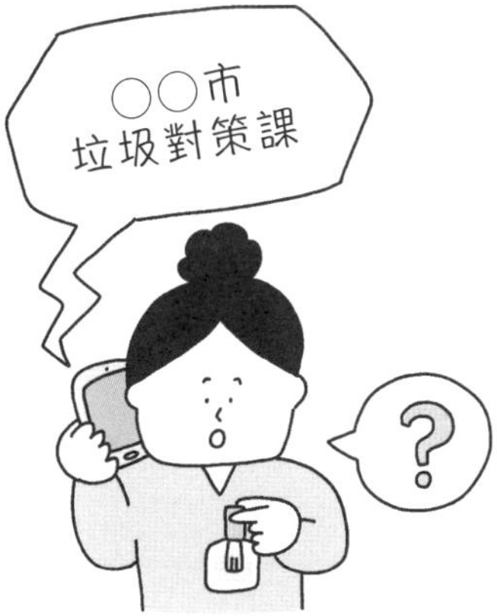

② 諮詢垃圾處理的負責窗口

- 網站上的說明如有不明瞭的地方可諮詢負責窗口
- 善用諮詢表單
- 直接在APP上點擊電話就可撥打

③ 購買易處理的物品

- 要丟東西時一定要先確認地方政府的相關規則
- 購買前要確認尺寸
- 購買丟棄時可以裁切拆裝的物品

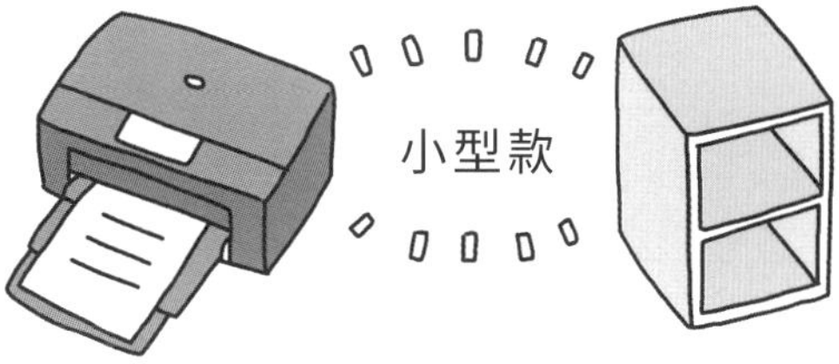

有興趣的事物就會大量囤積

對策

- 決定收納位置並定期確認
- 在裝潢或改造時，可考慮從二手市場著手
- 思考購買目的

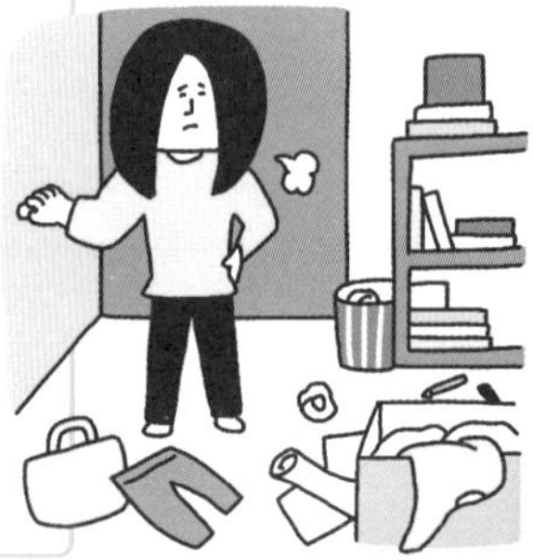

事例

因為喜歡就想要擁有

總之就是好喜歡書，發現喜歡的作家推出新作品就忍不住要立刻入手。讀書時光讓我感到幸福，就好像在幻想的空間旅行一樣，讓人感到非常的雀躍興奮。

因為憧憬被書環繞的生活買了一個非常大的書架，但這時發現我只過是把書一直塞進書櫃裡而已，而放不進書櫃的書就這樣散落各處。

看到這樣的狀況，心中不禁湧現出對自己行為的疑問：「明明是這麼重要的書，這樣真的可以嗎？」雖然腦中很清楚看完的書也可以處理掉，但處理掉這些書卻會讓我感到好像失去了些什麼。以前曾下定決心清理掉一些書籍，結果非常非常後悔；為了平復這樣的心情，我又跑到書店去買了新書。要怎樣才能不感到罪惡，好好享受被書本包圍的生活呢？

原因

無法掌握想要的心情跟收納空間的平衡

生活在充滿自己喜好事物的空間中，無疑會讓人感到相當雀躍，因為這些興趣，生活才會變得更加多采多姿。正是因為興趣而想要購買的東西，工作起來也會更加有動力。雖然這麼說，但收集與興趣相關的事物，不管怎樣都需要一定的空間，也必須要考量保管及管理等問題。

如果是技能相關的興趣，因為有道具及教材等物品，某種程度還是必須要騰出一個放置相關物品的空間，而隨著技巧日漸精進，也會想要購入功能更優異的道具。

無法管理或是說雖然符合自己程度的物品已經相當足夠，還是想要更多的情形下，就**必需先停下來好好思考自己真正想要的東西是什麼**。舉例來說，應該很多人都會有「想要更多錢」這樣的想法，但是事實上並不是想要更多的錢，而是想要擁有變富有後才能享受的舒適生活，以及想要買什麼就能買什麼的愉悅才是。

同理可證，因為有興趣可以得到的東西大多數並非物品本身，而是體驗這些東西所帶來的情感。光看著自己擁有的這些東西＝喚起關於這個物品的情感，所以就更不容易放手。要斷捨離時，首先必須了解這種讓人失落的情感及無意識的判斷，將會成為相當大的阻礙。

有發展障礙傾向的人中，有許多人擁有**喜愛收集的偏好**。但仔細觀察後會發現ADHD傾向較為明顯的人，因容易被新的事物吸引，為了追求刺激會持續收集購買，對既有的物品則會漸漸失去興致（雖然有時候在發現之前購入的東西時，會感到非常興奮），但比起長時間擁有帶來的快感，他們更容易偏好購入新的物品。

Column

善用百元商店

以前被認為便宜沒好貨的百元商店，近年來商品的品質漸漸提昇，其中讓人覺得「這個東西好像比其他店的東西還好！？」這樣的商品也陸續登場。

大型的百元商店就像量販店一般，除了生鮮食品外，還陳列了豐富多元的商品。但是即便是在百元商店消費，只要購買了不需要的東西，就是一種浪費。最近可以在測驗網站或網路上找到相關產品的比較資訊。如果現在對某個東西覺得不太好用，或是想要購買的商品時，都可以試著利用這些資源作為參考。

在店裡找到想要的東西後，到櫃檯排隊前再檢查一次購物籃裡的東西，「這個東西這次就別買了吧」、「等等，這個買了應該也不會用吧」，好好的思考是否真的有購買的必要。如果還不清楚要放在哪裡，或是不確定要一起使用的物品的尺寸時，這次就先不要購買，等回家確認好尺寸並記錄下來後，下次再入手。

筆者在百元商店購物的標準如下
・要在品質跟價格間取得平衡（雖然價格便宜但蓋子不好開的話還是不買）
・其他店裡販售的品項在使用期限前用不完（家用清潔劑、甜點材料）
・消耗品（拋棄式塑膠袋、口罩、科技海綿）
・想要試著使用看看的產品（紙膠帶專用裁切器、腳踝啞鈴等）

雖然有時候也會出現衝動購物等，讓人覺得失敗的窘境，但就把這當作繳了學費就好。為了要找出自己真正覺得的「好東西」，可以好好的利用百元商店這樣的選擇。

另一方面，ASD傾向較為明顯的人因為有追求完美地傾向，不管是這個、那個，只要相關的東西全部都要收集到。或者可以說他們喜歡比較及仔細分析這些其他人不會特別注意到的微小差異。

如果對於收集有相當的堅持，便有必要仔細探究調查自己到底對什麼事情有興趣才行。

解決方法 決定收納位置並定期確認

如果有收集物品或收藏的習慣，且擁有一定的收納空間，經濟方面也不會對生活造成影響，那麼其實沒有太大的問題，也可以好好享受興趣帶來的充實感。

但是，也有人會深陷在自己的興趣當中，相當著迷。我個人覺得，如果能打從心底喜歡這些事物，也沒什麼不好。

但若這樣的興趣，會讓身邊的人感到負擔，甚至成為吵架的契機，就不得不思考一個可以讓雙方都接受的妥協方案，大多引起爭執的原因是時間、物品及經濟面的考量。

如果是這樣的話，關於放置地點的部分，就必須決定好**收藏空間的範圍以及規則**。

舉例來說，文具只能放在這兩個抽屜，電影手冊則一律放在書櫃的特定櫃子裡。如此一來，物品不會堆積在客廳或走廊等與他人共用的空間。此外，我們應該抱持著一種決心：如果不小心把東西放在那裡卻被丟掉，也無話可說。

在這基礎上，**定期回顧檢視**，將那些自己覺得放在手邊，不如讓別人使用的物品處理掉吧。

在裝潢或改造時，可考慮從二手市場著手

興趣這件事往往需要花費許多心力，但重點在於是否能將維修的過程視為興趣的一環。以筆者為例，筆者非常喜歡和服及文具用品（如原子筆、萬年筆等）。為了能長久使用，筆者會進行一定程度的保養管理，並在必要時委託專業人士進行修理等作業。

另外，從親戚那裡收到的和服也需要重新丈量尺寸並進行修改，才能穿著。萬年筆從筆頭到墨水的調製，也需委託專業人士調整到適合自己手寫的狀態。

這樣就可以享受到「擁有專屬自己的東西」，這是直接購買商品無法獲得的愉悅感受。

感受「原來可以做到這樣」的喜

悅，把常用的東西留在身邊，並考慮**將剩下的東西到二手市場進行處理**。這時可以善用第106頁所列舉的網站。

思考購買目的

如上所述，當出現極度渴望、想要擁有喜歡的東西時，大多數情況下，人們都是想要得到擁有物品後所帶來的「某一種」感受。因此，即便在購買前非常想要，得到手後卻立刻失去興趣的狀況也會出現。

在這種狀況下，就可能出現在購買前挑選及思考、甚至是付錢的瞬間，呈現非常興奮的狀態。但是，每個人想要擁有東西（自己所擁有）的目的不同，當得到之後感到放心，這可能就跟商品本身原本想要帶給大家的功用有所差異。

當然，這些目的也會因狀況不同而有所變化。在這個例子中，原本的目的是希望讀書能帶來開心的感覺，但無法處理讀完的書這個狀況。可能是因為擔心在處理書籍後，閱讀所帶來的幸福感也會隨之消失吧。

另外，正因為覺得這些書很「重要」，所以必須保存良好，不能沾染灰塵，並且在想到的時候可以反覆閱讀。然而當自己越是想要（感覺上）處理書籍時，自己對於重要書籍的定義與實際行動之間的差異卻越來越大。這種情況會讓自己失去對自己的信任，並造成壓力，逐漸擴大行動與想法之間的差異。

在這種狀況下，先**釐清到底自己是想要擁有「被書籍包圍的生活」，或是在購書這件事背後，自己到底想要得到些什麼**。可以使用上述的方法，透過區分閱讀的頻率及類別，或許可以略知一二。

興趣最重要的角色，就是要讓人能藉由開心或喜歡的事情，排除日常生活中帶來的壓力，因此相當重要的是不要因為興趣這件事情增加不必要的壓力。首先，試著寫下自己這種想要的心情、喜歡的事物、想要做的事情以及想要透過興趣得到些什麼吧。

沒有辦法立刻找到需要的東西

對策

- 不要塞入超過需求的東西
- 原則上物品採直立式收納
- 貼上標籤清楚載明盒中物品

事例

覺得東西絕對在這裡面

今天久違的請假準備去看展覽。

因為機會難得，想要穿上新買的衣服，打開衣櫥，衣服一件件擠得滿滿的，伸手尋找想要的衣服，沒想到掛著的衣服突然都掉了下來，花了好多時間才恢復原狀。

想了想「難道是放在抽屜裡？」試著打開抽屜，沒想到這裡也放著摺好的衣服，這和抽屜外貼的標籤內容完全不一樣啊。

再這樣找下去，可能要到傍晚了，只好放棄穿新衣服，改穿昨天穿過的衣服。然而，因為一直很在意無法穿新衣出門，這讓我無法好好享受外出的行程。

原因

過於衝動無視標籤規劃強行塞進收納空間

講到收納，很容易讓人有放進很多東西的印象。事實上，如果把空間塞滿，其實已經超過合適的收納量。收納量大約是收納空間的七到八分滿才最為合適。

以停車場為例，停車及上下車都需要一定的空間，所以實際上不可能將車子停滿整個停車場。要能順利放置並拿取東西，就必須維持在即便手伸進抽屜或書架時也不會受到阻礙、更不會撞到其他東西的狀態下拿取才行。

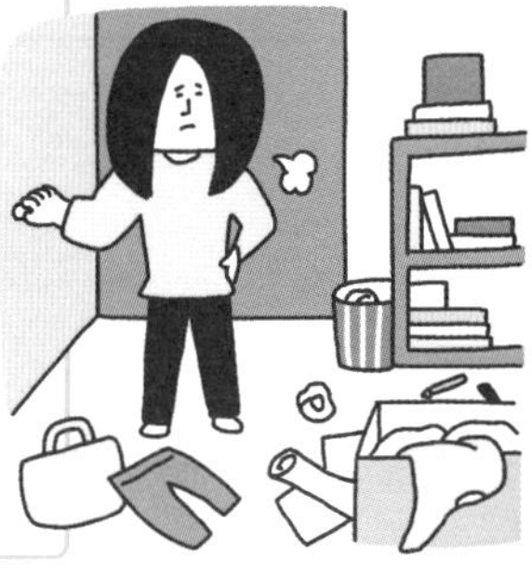

另外，**嚴格禁制因為還有空間就放進與標籤內容不相干的物品**。特

別是對於ADHD傾向較為明顯的人，他們很容易衝動地覺得：「啊，這裡還有空間！」於是就把東西塞進去。這樣一來，就很容易出現因為忘記而來回尋找的狀況。貼上標籤不僅有助於制定規則，還能在忘記時提醒自己。因此，不依照標籤規定的行為，等於破壞了自己定好的規則。如果要變更原先的規則，建議可以貼上新的標籤，這樣會比較好喔。

關於物品的放置方法，如果是較高或較深的抽屜，當物品慢慢的放進去後很容易出現像地層堆疊般的收納狀態，當要拿取時非常容易亂成一團。特別是對於有發展障礙傾向的人來說，要將裙子堆疊整齊本來就是一個比較困難的作業，對手比較不靈巧的人來說更有難度。

擴充收納空間的事前計畫範例

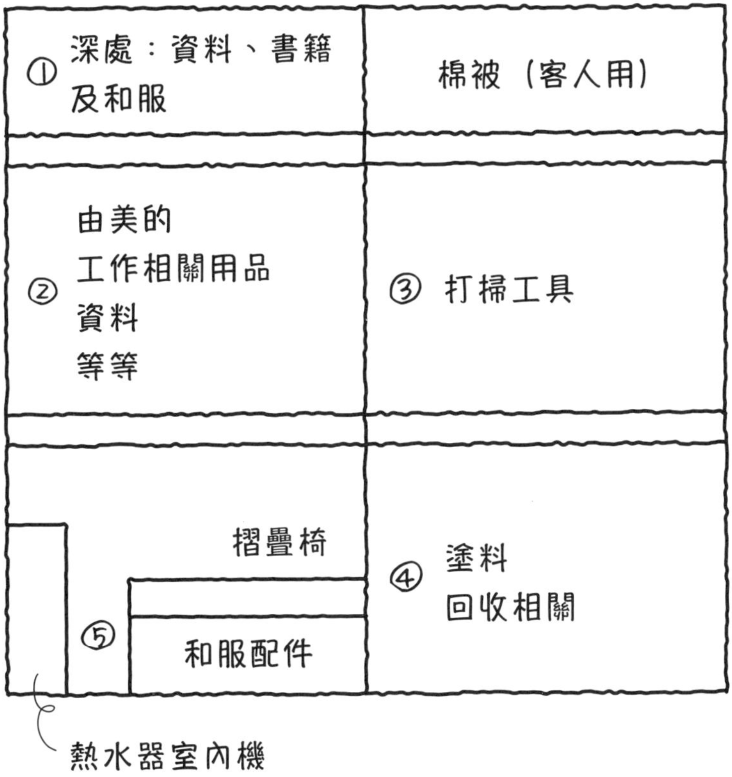

整理順序

①的資料、書籍、箱子（和服等）

②重新確認資料及書籍

※④、⑤如果不平放就放不下折疊椅

解決方法

嚴格禁止塞入過多東西

如前面所提到的，如果放入太多東西，要拿出來就會很不容易。首先要認知到東西是要拿來使用的，所以在收納時是否易於拿取就非常的重要。

如果現在收納的空間相當緊繃，拿取物品時非常不容易的話，請參考「無法斷捨離」（第102頁）列舉的方法，從物品減量開始吧。但像是日本的租賃公寓，本來就沒有太多收納的設計，即便相當努力的減少所擁有的東西，一個人住的空間還是需要添購收納用品。在這樣的狀況下，首先可以透過畫圖的方式，規劃什麼東西要放在哪一個位置，並模擬開關門或是做家事時的動線估算尺寸（如果對數字無法掌握的很好，可以試著使用傳單等物品在地上做標記），**在購買前做出具體的事前計畫非常重要**。

另外在購買時，盡可能地挑選可以拆裝使用、實用度高，在搬家之後也能用得到的品項吧。

原則上東西採直立放置↓活用箱子、盒子、籃子及鉤子

把東西放入抽屜或是櫃子的時候，採取**直立式收納**不僅更容易找到東西，要拿取時也會更為便利。因此，可以善用空箱子、箱子、盒子等物件做出隔間，在拿取東西時就不容易傾倒。特別像是紙張或衣服等輕薄的東西，除了在臨時放置的區域外，其他地方採取直立式的收納規劃，就可以免除因為層層堆疊，導致找不到衣服的窘境。

曾到筆者家中拜訪的人都會相當驚艷「全部都有用隔板隔開！」、「連蔬菜都是站著的！」。這可是因為不擅長收納，為了要方便拿取所採取的對策啊。

如果有些東西真的不容易採直立式收納的話，可以用鉤子或吊鉤以懸吊的方式收納。用夾子夾好收進小包包或是袋子裡，也是一種收納的方法。像是堆疊收納很容易傾倒的圍巾或是薄的披肩，可以利用百元商店販售的塑膠袋或夾鏈袋，放進去後確實把空氣擠掉，如此一來就可以直立式收納，也可以避免蟲蛀的問題。

無論如何還是想要排列收納時，可以選擇較淺的收納櫃，並可以利用層板增加收納空間（在有些居家修繕中心等地方會有切割層板的服務），也可以避免東西堆疊的狀況出現。

貼上標籤清楚載明內容物

在閱讀室內裝潢雜誌時，通常會看到一些設計樣式有在抽屜上貼標籤的例子。以前還沒有用心整理時，我總是感到疑惑：「有必要做到這種程度嗎？」但自己試過之後，才覺得「怎麼到現在才做這件事呢？」

重新審視了一下這樣做的理由，首先想到的是，即便不用打開抽屜，也可以知道裡面放了什麼東西；再來，其他人也能清楚知道這裡放了些什麼。事實上，我家因為外子常常忘記東西、到處找東西，也到處貼了標籤呢。

在還沒有貼上標籤的時候，由於無法完全記住每樣東西放在什麼位置，又覺得反正不可能全部記住，因此常常陷入不停開關抽屜找東西的惡性循環中。

標籤的功用，是代表**「這裡有放東西的公告」**，也可以說是**「為了要讓自己跟其他人感到安心，知道東西放在這裡所做的標記」**，如果因為還有多的收納空間而放入了其他不相干的物品，就違反原本貼標籤的規則了。當貼了標籤卻放入了非規劃的東西時，就很容易出現「我真的放在這裡嗎？」這種疑神疑鬼的想法，對於標籤的使用也會變得沒什麼信心。

如果要改變收納空間中放置的物品，請記得在標籤上做備註，有必要的話也可以更換標籤。如果覺得麻煩的話，就要提醒自己遵守不把不相干的東西放入非規劃的空間中這樣的規則才行。

貼上標籤清楚載明內容物

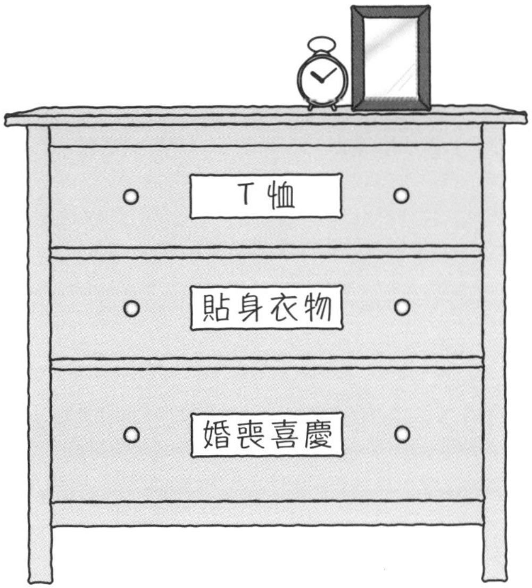

Point

1. 即便還有空間也不要放入其他不相關的東西
2. 如果放置物品的規劃有更動，記得要備註於標籤上或更換標籤

用容易拿取的袋子或包包

我想大家都曾有過在外出時，想要迅速拿出需要的東西卻總是找不到，這種困擾的情況吧。

尤其是在下述狀況找不到東西更會令人相當焦慮：

・搭乘巴士或電車時（IC卡或現金）
・結帳時（現金、信用卡、折價券或集點卡）
・醫院櫃檯時（健保卡、診療卡、用藥手冊）
・有來電或是電子郵件時（手機）
・下雨的時候（折疊傘）

只有自己一個人的話還比較不緊張，如果後面還有在排隊等候的人，那麼實在是會非常的尷尬。

筆者因為關節及韌帶的問題指尖不容易施力，也因手腕支撐力不佳，導致對於東西的拿取（如果直立放置便可從包包中把錢包拿出來）有一定的困難，所以儘可能都選用容易拿取東西的袋子或包包。

雖然錢包跟包包的使用偏好因人而異，但是從容易於拿取東西的角度來看：

・有可以放小物及鑰匙掛勾等的設計（若無則需預先想好數個應對策略）
・是否能直接把大型的物品直立放入（收納盒、筆記本等）
・形狀能配合一起攜帶外出的物品
・包包裡的東西不易亂成一團

上述幾點都是可以在選擇時作為判斷上的參考。

筆者使用細長型的肩背包，裡面放著薄長夾、約A4紙張三分之一大小的可攜式小包包、放卡片的多角形口金包、耳機用的小包包，這樣在家裡附近散步或是購物時，只要再多帶　個環保袋，就可以出門了。

袋子或是包包可能會不小心有兩三個不同的選擇，就先大概試試看可以如何搭配，再來慢慢地進行調整吧。

近年來必須使用現金支付的狀況已經越來越少，即便是紙本點數卡也可以用手機中的APP取代，以後必須帶出門的物品，我想也會持續慢慢的有所改變吧。**對於自己來說，什麼東西使用起來相當便利、要如何管理必要的物品**，試著思考這些事情變得相當重要。

第 5 章

想要解決溝通上的問題

人際關係極重要且需不停修正

發展障礙（特別是ASD）也被定義為溝通障礙。在尊重他們對「不明講的默契」理解上存在困難的同時，我們可以邊整理思緒，邊思考有哪些合適的調整方法。

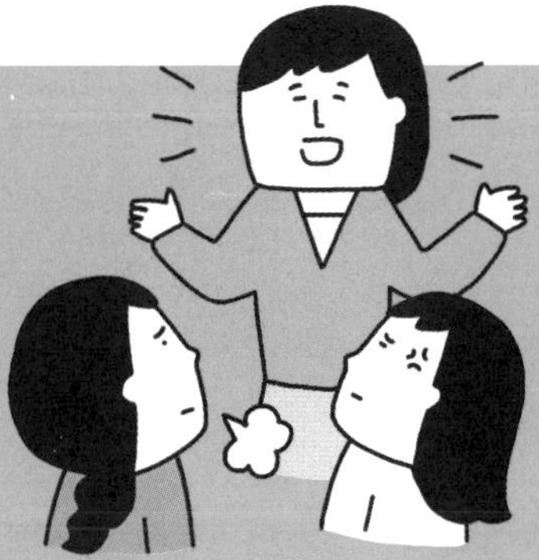

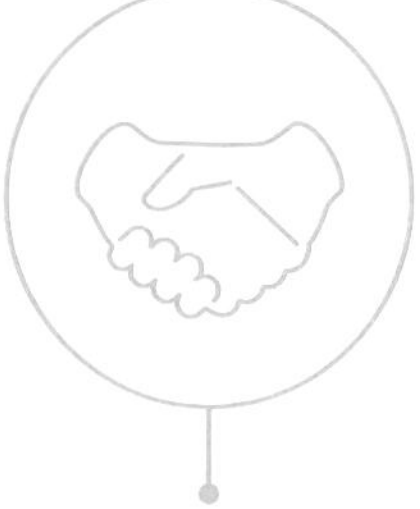

忘了聯絡

對策

○在行事曆上註記待辦事項及時間

○活用電子郵件、聊天軟體及社群網路服務（SNS）

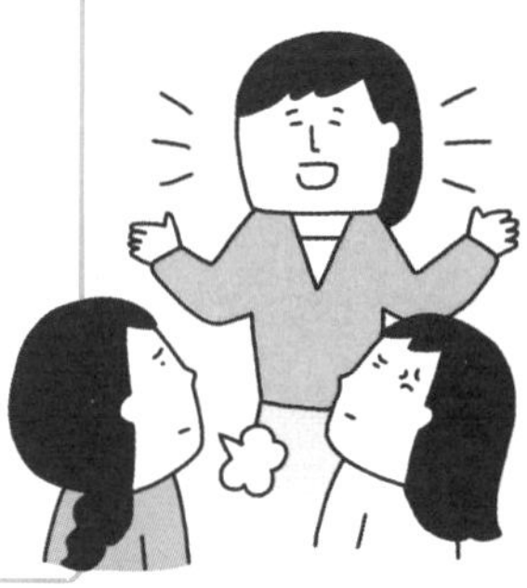

事例

雖然知道不做不行，但是……

午休時剛吃完午餐，手機傳來收到訊息的通知。

「是什麼呢？」看了一下郵件，原來是共同興趣的小組團裡負責人傳來：「這次的線下聚會，會場的事情安排得怎樣了呢？」這樣的詢問訊息。

「啊，因為平時會去的場地已經被預約一空，所以這次換到別的地方，但是我忘記聯絡大家了！」雖然慌張，但是午休時間快要結束了，也沒時間馬上傳送相關訊息的資料。接著確認行事曆，才發現今晚有公司聚餐，會比較晚回家。

如果在那種時間回覆絕對會讓對方很生氣，只能利用工作的空擋把詳細的資料傳過去才行，忍不住抱著頭想到底該如何是好。

原因

沒有確實掌握聯絡的必要性及流程

人與人的相處除了開心的部分，也有許多麻煩的事情。溝通就是其中一項最具代表的項目。

可是，對有發展障礙的人，特別是ASD傾向較為明顯的人來說，**更容易出現溝通的問題**。會這麼說是因為有這樣傾向的人多會優先考慮自己的狀況。像是「有什麼東西是必須與對方共享的資訊呢？」這類一般來說要用感覺判斷的問題，對他們來說就相當困難。另外，也很容易出現誤以為自己知道的事情對方也（應該）知道等的誤解狀況，因此容易忘記需要做「聯絡通知目前實際的情形」這件事。

另外，ADHD傾向較為明顯的人雖然理解聯絡的必要性，但可能會想不起工作或其他重要的事情。此外，他們在查資料之前，很容易被其他事情吸引而忘記應該做的事。正因為有這樣的注意力問題，他們會很容易忘記必須聯繫的事項。再加上聯絡需要按照一定的流程組織行動，這類型的人並不擅長這樣的操作，因此很容易出現**一再拖延聯繫**的情況。

不管是什麼狀況，都必須認識到自己可能有這樣的習慣。當必須擔任聯繫的角色時，為了謹慎起見，需要根據情況採取一定的配套措施和協助，這樣的想法非常重要。

Column

以主婦為受眾的雜誌是資訊的寶庫

男生可能較沒有聽過以主婦為受眾的雜誌，但其實這類雜誌從以前就有發行，並在不知不覺中深入人心。舉例來說，應該有人對放在書店裡封面是紅色和白色的家計簿相當有印象吧。

那是由主婦之友所出的家計簿，是一款相當暢銷的商品。這款家計簿裡面的分類相當仔細，因為有合作單位提供的統計資料可以作為在預算擬定及修正時的參考。發行這款家計簿的「主婦之友社」可是有100年以上的歷史呢。

其他也有數本創刊超過20年的雜誌，都有相當死忠的讀者群。

這些雜誌不僅提供家事相關的技巧，也網羅了像是收納、家計管理等與生活技能相關的資訊，這些資訊對一個人居住的男性來說也相當有參考價值。

仔細想想，大多數的人在一個人住之前都應該沒做過什麼家事，家政課程所學到的家事技能也只是其中的一小部分而已。另外，家政課程的成績也和家事能力沒有絕對的關聯。生活上的事情對於每個人來說都是不一樣的應用問題，這些都無法在教科書中可以學習到的。

但是，雜誌內所提及的資訊也不需要全盤接收，只需要針對自己的狀況挑選合適的資訊運用即可。一開始可以先到書店、圖書館或是利用雜誌無限暢讀的方案進行比較，選一個讓你有「這本我想要看看」的雜誌閱讀吧。

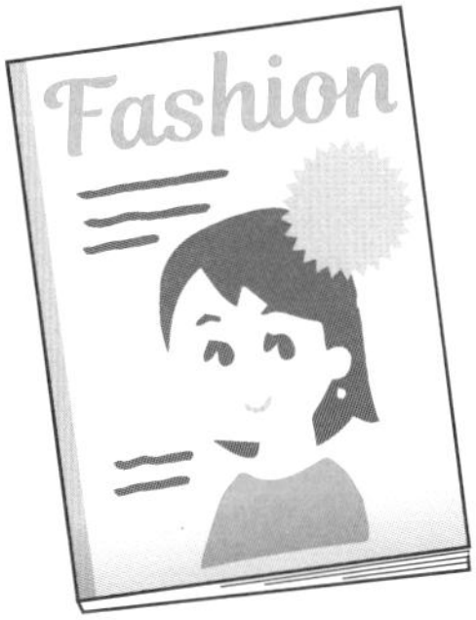

舉例來說，可以事先告知：「因為我很容易粗心忘記，如沒收到聯繫請與我再次確認。」還有「在應對時，我很容易一不注意就忘記轉達有變更的部分，如有任何不清楚的地方，歡迎隨時詢問。」像這樣雖然只是簡單的一句話，但卻能帶給大家不一樣的感受和印象。

即便如此，如果無法對話只能透過文字表達，又只有自己能報告及說明現狀的話。在這種狀況下，**可事先擬定好大概的聯繫流程，以便因應不同的狀況**，這樣來說是最理想的。

解決方法

確認流程

工作的部分也是如此，比起立刻開始作業，首先**確認待辦事項並且整理既有資訊**相當重要。特別是要進行聯繫時：

- 誰（和誰聯繫）
- 什麼時間（在什麼時間點前）
- 在哪裡
- 如何聯繫
- 要做什麼事
- 要花費多少
- 做了哪些變更（如果沒有變更，也可以發送「未變更」的訊息）

這些需要事先傳遞的資訊，都必須謹記在心。將其寫下來或是在電腦上貼著提醒字樣，也是可行的做法。在寄信前，可以逐一確認這些訊息是否完全涵蓋在內容中。

當粗心忘記時，很容易想要解釋自己忘記的原因，但應盡可能簡化這類資訊，用簡單的字句如「工作繁雜」、「身體欠佳」等帶過。重要的是要針對「忘記傳達重要資訊」這件事情表達歉意，並補足變更的部分或提出解決方案，這樣對對方來說才是有幫助的訊息。

另外，像這一次無法馬上回信的狀況，可以利用去廁所前後或會議開始前，迅速地回覆下列資訊：

- 日程未變更（何時）
- 平時去的場地無法預約（在那裡）
- 預定了其他場所（變更的部分）
- 是否有追加費用（花費多少）

最後補充說明「因為今天會比較晚回家，詳細資訊之後補上」。這樣的說明可以讓對方得知已經確定有場所可以舉行聚會。為了避免事態變得無法收拾，有時就先必須採取**緊急的應對措施**才行。

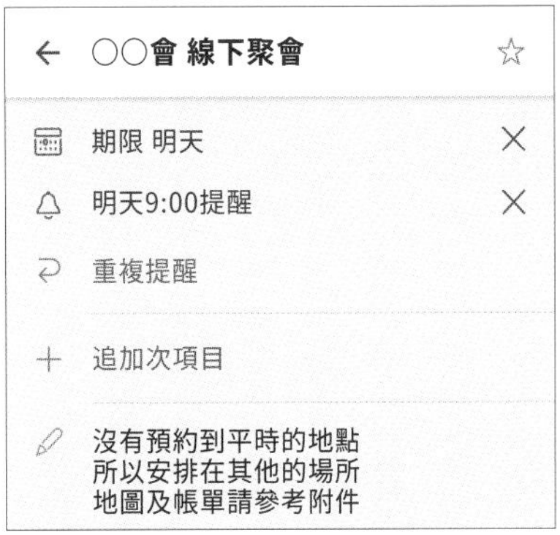
○○會 線下聚會
期限 明天
明天9:00提醒
重複提醒
追加次項目
沒有預約到平時的地點
所以安排在其他的場所
地圖及帳單請參考附件

在手機的工作清單中，紀錄必須連絡的事項，並設定通知。

緊急應變用的信件內容實例

佐藤先生 您好

感謝您平日的照顧。

關於〇月╳日 線下聚會一事，場地變更至〇〇會議室。

費用比平常便宜△元。

詳細的內容參考預約表單。

何時

在哪裡（變更的部分）

花費多少（變更的部分）

在行事曆上註記待辦事項及時間

場地變更的狀況能馬上聯繫是最好的，但根據不同情況，仍可能出現無法及時處理的情形。這時，可以在**手機的行事曆或待辦事項中備註並設定提醒**。將待辦事項設定為與同群組的成員共享也是一種應對方法。

要能圓滑地溝通，時間、物品和金錢的管理都會有相當大的影響，而如何不引起紛爭更是相當重要。語言是聯繫人與人之間的橋樑，而在用字遣詞上，語言也存在一定的分寸。語言的本質其實相當自由，但仍然會有不明確的地方。為了維持語言與行動上的可信度，或是為了確保行動能確實執行，就需要好好設定截止日期、金額、場所及實物等資訊。

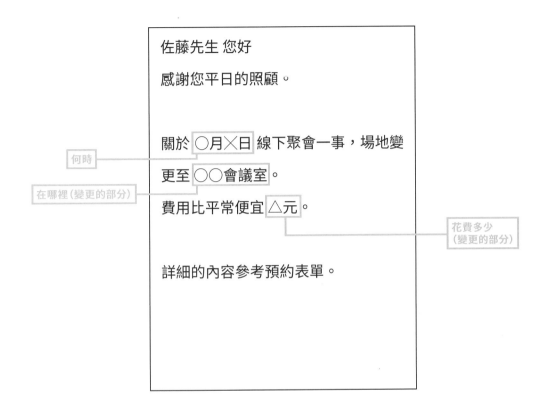

因此，如果聯繫不夠積極或做出過於模糊的約定，這些行為都會導致信用降低。信用是為了在這個世界上生存而存在的無形寶藏。試著使用上述建議進行設定，一步步累積屬於自己的信用吧。

活用電子郵件、聊天軟體及社群網路服務（SNS）

在有發展障礙的人當中，有不少人不擅長以聲音或是語言進行交流。也因為如此，**善用文字工具在溝通上會有相當大的幫助**。這是因為在使用文字工具的時候，不會受到聲音的氣勢或大小等因素影響，可以專注在內容本身的關係。如果有不擅長做筆記的狀況，可以先從文字開始，負擔有可能會稍微減輕一些。

日期、時間、場所等資訊用文字呈現更顯精確，如果知道電子郵件的操作方式，也可使用複製或是轉傳的功能。

外子在使用聲音語言進行溝通時，會出現無法記下內容的情況，此外，也不容易發現其他人在向他搭話，對於使用聲音傳達的對話內容理解上也有困難。因此，筆者在近20年的時間裡，即便在家中也會使用電子郵件或訊息工具作為聯繫的方式。通常只有正在購物時（為了確認家裡物品的庫存）或遇到緊急情況（例如忘了某個東西，需要思考如何應對）這種不便於打字的狀況下，才會使用語音進行溝通。在平日的私人對話中，筆者也常常依賴筆記本作為不可或缺的工具。

最近除了電子郵件外，也多了不少使用**社群網路服務（SNS）及聊天軟體**的群組。實際上這種聯繫方式不僅可以更輕鬆的傳送訊息，也可以同時與數個人聯繫，相當地便利。

如果是長者較多的團體，因不熟悉電腦及手機操作的人較多，聯繫時多以通話的方式為主，但最近如果是簡單的聯繫，比起電子郵件，SNS的訊息功能更受歡迎。

也許有些人會擔心使用上會有惹上麻煩的風險，這部分可以在APP裡進行限制性的設定。一開始可以考慮採取階段性導入，只加入幹部等特定成員。也就是說，可以將其作為商用溝通的工具（在代辦事項的管理上，這樣的方式也較好操作，能夠將公私聯絡方式區別開來）。這樣的方式試著使用看看，也不失為一個可採用的因應策略喔。

推薦的通訊軟體

工具	特徵
LINE	・可免費使用聊天及通話功能 ・對話頁面有豐富的貼圖選擇 ・可共享照片及影像
Messenger	・可以對Facebook的使用者發送訊息以及通話 ・可以與僅在Facebook上有聯繫的人進行對話
Skype	・Skype的智慧型手機版本。和電腦一樣可以免費使用聊天及通話功能 ・通話及視訊通話的功能非常便利。沒有WiFi也可以使用
Chatwork	・可通話、共享文件、建立工作任務等功能 ・適合作為商業上使用
Google Hangouts	・可使用照片、顏文字及視訊通話 ・如果有Google帳號，不管是什麼設備皆可使用 ☞ 備註：2022年已停用，被Google Meet及Google Chat取代

不小心就說出不該說的話

對策

- 首先傾聽對方的要求及講話內容
- 「我可以說說自己的意見嗎？」取得對方許可後再發言
- 盡可能避免說出對方不想知道或是不想聽的內容

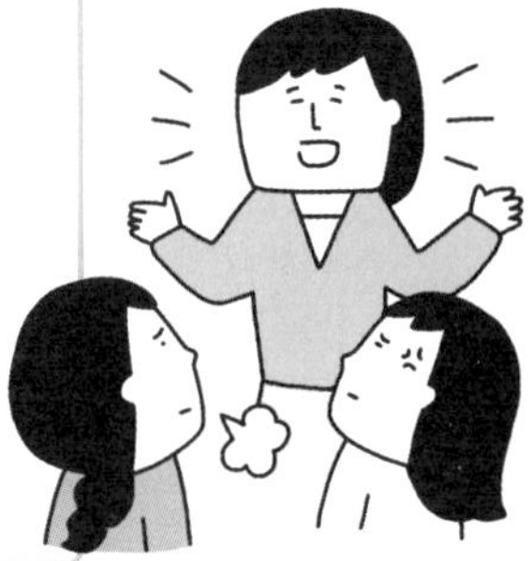

事例 雖然知道要傾聽他人的煩惱……

久違的返鄉與家人聚餐，正在求職的弟弟提到：「有許多地方讓人覺得焦慮。」這時，其他人問道：「真的有好好寫求職履歷嗎？」弟弟表情陰沉地回覆：「我其實不是在尋求你們的建議啦。」

難得有過來人可以提供建議……但是卻讓人感到相當煩躁，稍微冷靜之後想想，自己在求職的時候也曾經對熟識的人說過類似的話，突然覺得非常難為情。

回顧之前的狀況，雖然是因為覺得對方相當煩惱，希望提供自己的意見做參考，但是對方並沒有覺得開心，反而之後開始跟自己保持距離，這樣的狀況還不只一次。

在那之後，我反省「是不是說了多餘的話」，但在對話的當下，自己並無法察覺到。正因為是在不知不覺中做出這件事，也找不出什麼理由，這樣的情形讓我相當困擾。其他人到底是怎麼做的呢？

原因 無法察覺到對方希望的回應是什麼

在用餐時的閒聊，大家時不時會說自己的煩惱或是發發牢騷。這時在大多數的狀況下，對方會期待聽到的是像「原來如此」、「真的很辛苦呢」這樣能感同身受的回答。

這時候如果提出相當實際的建議，不僅不符合對方的期待，場合也不正確，在時間有限的狀況下也只能做簡單的回應，要能幫助對方解決煩惱的機率實在不太高。

有發展障礙，特別是ASD傾向較為明顯的人來說，因為有相當豐富的知識基礎，如果是自己熟悉的話題或事物，常常會出現忍不住開始說明或說教的狀況。但是，**沒有考慮到對方是不是真的想要聽，而自顧自的說話，反而可能造成對方有不舒服的感覺**。

另外，ADHD傾向較為明顯的人較容易出現不看場合脫口說出不適切的話，**這樣的狀況可能會在無意間對別人造成情感上的傷害**。

對話是會流動的。如果還無法掌握判斷場氣氛的訣竅，可以先試著觀察，判斷對方是想要從自己身上聽取意見，還是想要轉換心情，單純地抱怨。在這之後再決定要說什麼話吧。

解決方法

首先傾聽對方的要求及講話內容

在從事語言治療及早療支援等工作時，曾多次聽到家長說出「至少要能讓他們聊天吧」這樣的話。

但是，閒聊本身需要具備高度的訊息處理能力，特別是需要有判斷非語言溝通資訊的應對技巧。閒聊及對話是每天都會進行的事情，很容易讓人覺得這有什麼困難，誰都可以做得到。然而，如果對話中的主語、時間、話題突然變動，就需要具備從對話內容推測目前狀況的能力。這對於大多數有發展障礙的人來說，這樣的應對是具有相當的難度。

雖然這麼說，但有困難不代表無法說話，首先就從認識非語言的溝通方式開始吧（或說能讓別人了解）。

如前所述，**首先必須思考對方在這段對話中，重視的是什麼**（只是稍做抱怨或是想要尋求建議），大多數的對話都同時包含這兩種要素，其中看似在尋求建議，但其實只是單純地發牢騷的情形也不少見。

這樣說好像會讓人有點混淆，不過如果符合下列任何一個情境：

①在用餐或工作空檔或有其他人在的場合
②不是那麼熟識的關係
③對方沒說出什麼具體的內容（專有名詞或具體的數字等）
④只憑當事人的努力也無能為力的話題

就可以先當作是在發牢騷或是當事人在調整情緒的發言。即便不是上述的狀況，如果不先發個牢騷或整理情緒，就很難說出自己的煩惱或是聽取他人的建議，這種狀況也相當常見。

如果自己是很容易自說自話的類

型，首先就先從**保持沉默、安靜傾聽**開始練習，如此一來，也許就能看出之前沒有注意到的對方情感或煩惱。

另外如果自己不擅長同時處理太多資訊，就請先聚焦在**「對方想要傳達（尋求協助）的事情是什麼？」**再試著跟對方聊看看吧。

「我可以說說自己的意見嗎？」取得對方許可後再發言

當對方露出鬆了一口氣的表情，說出：「哎呀，這也是沒有辦法的事啊！」、「再慢慢加油好了！」**出現這種對話上的停頓時，就是發表自己意見的好時機了**。

「你剛剛說的事情我大概有所了解，不介意的話，有沒有興趣聽聽我的意見呢？」、「我平常也會去那個區域，不然我下次調查看看如何？」如果對對方來說是有益，而且是還不知道的訊息時，對方應該也會做出「我想聽看看呢」這樣的回覆吧。

但是如果是在休息時間等，時間較不充裕的狀況下，也很難完整表達自己的意見或分享瞭解的資訊，這也不符合一般對於禮貌的認知。另外，如果有第三者在場，負面的內容或過於嚴厲的意見都是相當不友好的態度表現，除非是非常熟識的友人，但還是盡量避免這樣的狀況比較好。

要盡可能避免說出對方不想知道或是不想聽的內容

即便是覺得「他的想法不太對呢。」為了要讓對方能聽進去自己的話，就有必要**先壓抑自己想要發表意見的心情**。

人際相處中最困難的就是，即便提出的是正確建議，對方也不一定會接受。此外，如果場合不對，這些正確的言論和主張也可能導致關係惡化。

排除不發言可能會引起更大問題的狀況，**我們還是要盡可能避免說出對方不想知道，或者是不想聽的內容**。

諮詢時聽到的適當應對方法

Point 1 試著思考對方在對話中重視的是什麼

- 觀察是單純的抱怨或是在尋求建議
- 需注意也可能同時出現邊抱怨邊尋求建議的狀況

Point 2 試著安靜地傾聽對方說話

- 這樣更容易聽出之前未曾發現對方的煩惱或是感情上的困擾
- 最適合容易一直說自己的事情類型的人

Point 3 專注且聚焦的聆聽，並思考「對方想要傳達的訊息是什麼？」

- 最適合不擅長一次處理多個訊息的人

Point 4 等到言語中出現了停頓時，再發表自己的意見

- 如果時間不充裕請長話短說
- 若還有第三者在場，嚴禁說出負面的內容或過於嚴厲的意見

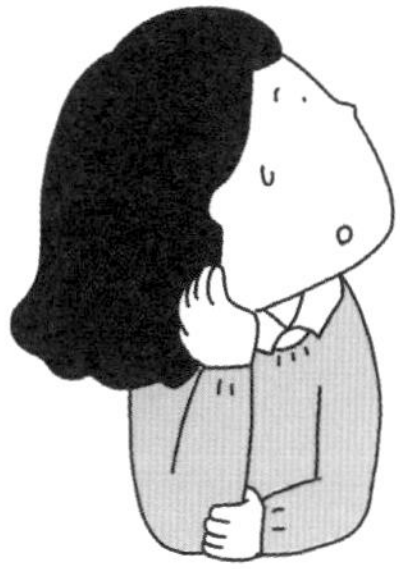

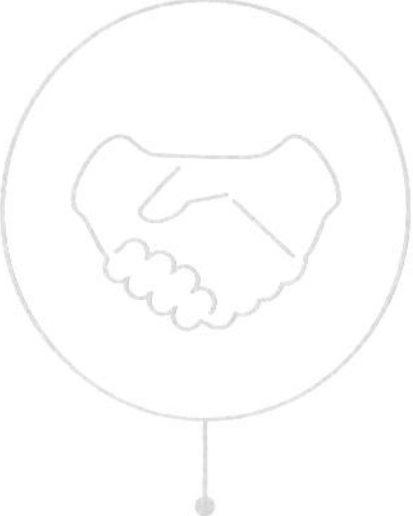

對話無法順利進行

對策

- 不能只偏重解決問題
- 使用文字或圖像呈現對方的想法
- 具體表示對對方的感謝之意

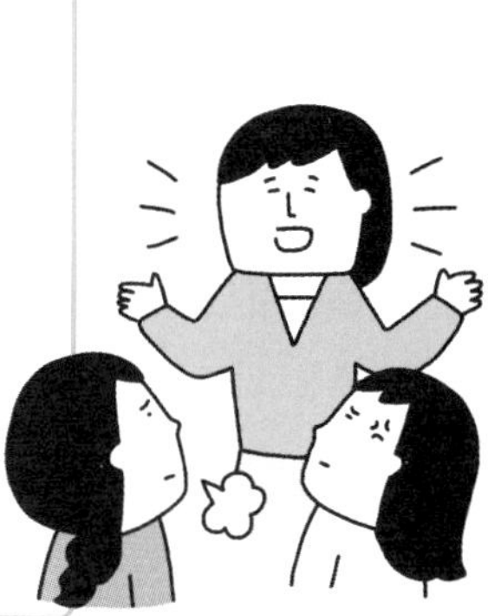

事例

討論到底是要討論什麼呢？

「希望討論一下之後的事情。」

接到來自母親的聯繫時這麼說。「到底是要討論什麼呢？」抱著忐忑的心情返鄉，被雙親詢問：「這個家也越來越老舊了，你以後有回來的打算嗎？」

老實地回答：「我還不知道。」但雙親卻說：「如果你有打算要回來，翻修或是改建時，我們就會把二世代住宅納入選項；如果沒有打算回來的話，我們也有在考慮把房子賣掉。」「誒？賣掉？」這樣的回覆嚇了我好大一跳。

另一方面，母親又說了：「也想聽聽你的想法再做決定。畢竟一直住在這裡也有情感對吧？」這和前面不一樣的想法。

這樣不管多久都沒有辦法有共識。「我看爸爸和媽媽的意見也不大一樣，你們先兩位討論一下吧。」我這邊因為換工作或是結婚等狀況也可能有變動，搬家的話我只要能馬上回來處理就好了吧。」我這樣表達了自己的想法，卻被母親斥責：「就是因為你的想法對我們這邊也會有影響，所以才問你的啊！」我忍不住在想：「我到底是為了什麼回來的啊！」畢竟我本來就搞不清楚母親說的「討論」到底是要討論什麼。

雖然這麼說，但和雙親的對話兩邊都過於情緒化。不僅沒有傳達自己的意見，也沒有傾聽對方的想法。每次和雙親的溝通總是抓不到訣竅，想要草草結束，常常出現想要做個總結卻被責罵的狀況。

說到「討論」，我認為是為了解決問題，應該使用必要最低限度的時間進行商議，之後再採取行動。至少在社會上來說是這樣定義的，但到底哪裡不一樣呢？

原因

對於是家族成員的意識低落以及對討論前需作的事前準備認知上有所差異

在公司會議等場合，因為會議的目的及待討論的內容相當明確，所以會議才能在最低必要限度的時間內結束。加上公司本身有「要做什麼東西、要提供顧客什麼樣的服務，在能維持公司營運並有所發展、持續獲益」相當明確的前提。

然而，在家庭或社區的情況下，由於這些前提條件較為模糊，因此需要在多個人合作做某事或進行討論以決定某件事情之前，先進行一些準備工作。或許，父母所說的「討論」其實是指在進入正式辯論之前的事前調查，目的是希望在確認彼此的狀況的同時，達成共識。

仔細思考後，我們可以發現公司內部已經建立了定期會議和日程確認等會議的安排。如果這些安排過於頻繁，可能會造成不必要的束縛（例如下班後的聚餐），但如果完全沒有這些安排，則無法期待順暢的溝通。正因如此，透過「一起做某事」，可以增強對組織或社會的歸屬感，並培養推動解決個人難以克服的課題的動力。

Column

推薦「邊做事邊做肌力訓練」及收音機體操

收音機體操（第一、第二）是我家每天早上的固定行程。但因為要配合節目播放的速度動作有難度，我都會將收音機體操的音樂下載到平板上，並放慢速度在自己的能力範圍操作。收音機體操包含了多次彎曲、伸展、扭轉等動作，認真地跟著練習，一開始的時候還真的會喘不過氣來呢。

我個人相當推薦收音機體操，因為大多數的人在學校都曾有接觸過。這樣不僅容易記住基本動作，即便忘記動作也可以輕易的在網路上找到相關影片確認。但如果是住在集合住宅，可以省略跳躍的動作，另外也要避開深夜或是早晨的時段，這樣就可以好好運動了。

如果只有自己一個人，可能很難持續。這樣的話，可以上網搜尋有在播放收音機體操的公園；若時間可以配合，也可以試著參加看看。

若是覺得收音機體操難度太高，可以嘗試「邊做事邊做肌力訓練」，像是邊刷牙邊深蹲、在吃飯或工作的時候用膝蓋夾住寶特瓶、在家裡時使用腳踝啞鈴，這些都是可以在日常生活中，不用花太多力氣就可以進行的訓練。

但是，倘若因關節疼痛並且有醫師指示須進行運動上的控制時，突然開始訓練可能會使病況惡化，請再和醫師或物理治療師做詳細的諮詢後，再進行類似的練習。

不過有發展障礙，特別是ASD傾向較為明顯的人，**不僅非常不擅長處理這種模糊、非語言的溝通方式，團體行動也會帶來相當的壓力**。而且ADHD傾向較為明顯的人因為無法抓到重點，容易搞錯溝通的方向，也有許多人對於**配合規則、遵循流程感到非常困難**。

這樣的狀況多包含情感的整理及手續等相當繁雜的要素。首先，要確認雙方的意向，並在理解雙親想法的基礎上，以家人的立場思考自己到底能做些什麼。

解決方法
不能只偏重解決問題

麻煩的事情想要趕快解決，迅速採取行動解決問題，這是大多數人都覺得很合理的想法。但很可惜的是，人類並不是這麼合理的生物。特別是牽扯到情感的整理、流程複雜的問題時，必須先釐清情感面的資訊，這樣才能得出大家都能接受的結果。相反地，如果沒有事前這一段整理情感或是前置作業，或是沒有實際感受到意見上的回饋，就很可能在之後出現「那個時候啊……」這樣有摩擦的狀況。

當然為了解決問題，採取行動是非常重要的。但如果只是一昧的提議：「不是尋求支援就好了嗎？」勢必會招來反效果。對於在努力的人來說，會這樣說的人就是「沒有意識到自己是當事人，空有理想但不把這件事當自己的事處理。」心境上也會忍不住覺得「我用盡心力在處理這些重要的回憶，你卻只是想用簡單的處理，相當讓人困擾。」所以，**先試著去了解他們的想法**，再開始動作吧。

舉例來看，雙親可能在看到熟識的友人或是家族有人病倒住院後，本人及其家人辛苦照顧的狀況。因此產生了「即便我發生了一樣的狀況，也不想造成孩子們的困擾。」、「如果維持現狀，需要看護時會很不方便，還是先做好準備好了。」這樣的想法。

這時候作為家人，要能理解背後的動機，然後盡自己的全力讓對方瞭解自己目前沒有想過這些事情，先繞一次遠路，反而是解決問題的捷徑喔。

使用文字或圖像呈現對方的想法

不管是誰如果只聽到對方的聲音，都會漸漸地感到混亂無法專注。這時候，**將對方的想法以圖示表達**（請參考左頁），**把自己想傳達的事項以文字或是圖表呈現**（請參考第136頁），如此一來就會更容易理解。

試著用圖說明對方的想法

	雙親	自己
之後有回去的打算嗎？ ↓ 沒有回去的計畫，須以不仰賴孩子為前提調整生活模式	・一直住到現在難以割捨 ・處理物品及搬家感覺非常地辛苦…… ・不知道孩子（們）怎麼想	雖然這麼說最後還是由雙親決定，但自己的工作也非常忙碌…… ↓ ① 當事人意識低落
	・想要知道孩子們的意願 ・考量到老年生活還是必須採取行動 （・鄰居A似乎也因為先生倒下後非常辛苦） 不想要造成孩子的負擔	・什麼嘛！最後不是又什麼都沒有決定！ →那麼，等決定之後再行動吧 ↓ ② 不尊重雙親的狀況及情緒

↓

母親察覺到①和②的情緒，覺得生氣，

說出：「你也不懂我的心情啊！」

試著將自己的感受整理成圖

時間	對誰	什麼情況	怎樣的心情
昨天	對丈夫	吃完晚餐卻沒有到客廳來	沒有遵守約定感到不舒服 ・明明是兩人一起決定的…。 ・明明應該也有設定提醒…。

理由：可能是因為工作還沒到一個段落，
所以優先處理工作的事情

→ 雖然說是沒有辦法的事……

①如果將這樣的情形視為理所當然，
那約定就沒有什麼意義了（約定大打折扣）

②我這邊也有工作，為了遵守約定也非常努力，
這樣是不是不尊重我呢
（對於妻子的事情大打折扣）

☆要遵守規定，必須改變
→將想法傳達給先生

如果只是聲音訊息，外子常有聽了就忘或是聽錯等狀況。最近即便是小事，外子也會寫在便條紙或是筆記本上，告訴筆者他想要表達的目標跟重點。這時候才發現，外子的認知跟我表達的目的完全沒有在同一條線上，這種做法也更容易找到溝通不流暢的原因。

可能有些人會覺得做筆記或圖表「好像在開會或是上班一樣，真討厭。」但是若不先能了解彼此的態度及心情就無法向前進，因此事先釐清重點是非常需要的事情。

透過文字以及圖表的呈現，對方也會有「原來我想要表達的是這樣的事啊」、「這裡好像有點不大對喔」等反應。其實這也是另一種互相了解的共享方式，也是對於掌握雙方狀況、資訊相當有效的方法。

但是，有時候對方也會有些不想被其他人知道的事情。像這種時候，如果對方不想說的話，還是不要太深入追究才是明智的作法。

對「對方將時間精力花在自己身上」表示感謝

即便討論的結果跟自己預期的有所差異，或是無法與對方達到一個良好的共識，還是要**感謝對方願意將自己的時間及精力花費在這件事情上**。也許會有人覺得「那對方會這樣想嗎？」其實在溝通這件事情上，如果要把自己的勞力和對方的能力及精力做比較，很容易會引起爭執。自己是自己、對方是對方，只要因對方對自己所做的幫助表達感謝即可。在這之後，再從對方回覆的態度判別他的想法即可。

想要正當化自己的言行、處理不合理的情感時，筆者會想著：「我會有這樣想法的原因是什麼呢？」然後邊畫圖或回憶自己和對方互動的方式並作紀錄。如此一來，勢必能找出行動和情感上的時差，以及自己言行被打折扣的事情。可以直接跟對方表達自己釐清後的結果；如有困難，應該小心處理自己不舒服的情緒，再試著想想還有什麼其他的方法吧。

容易被銷售業務搭訕

對策

- 不需告知原因直接拒絕
- 如無特別的理由突然出現沒有約好的人，可以離開沒有關係

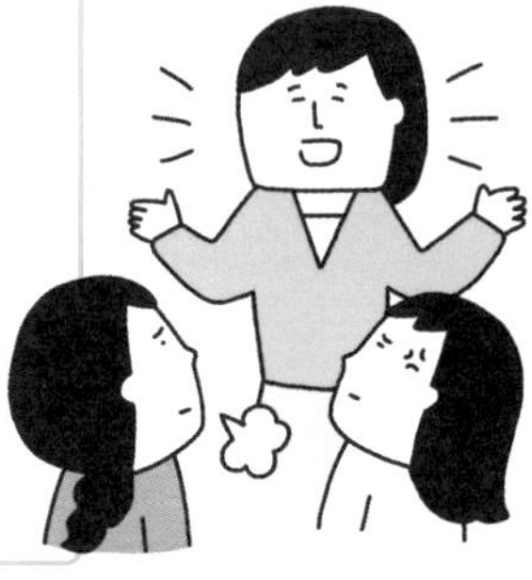

事例

原以為是許久不見的朋友的聯繫……

前陣子收到久違的國中同學聯繫：「最近有事會到你附近，好久沒見面了，想要跟你約一下。」結果見面時，同學帶了一個年長的女性一同前來並說：「我想說一定要介紹給你認識。」

「為什麼這種場合要帶這個人來呢?」我覺得有些懷疑，同學接著說：「我現在在考慮獨立創業，這個人提供了我商業上的建議。」這時這位女性遞出名片說：「初次見面，您好。」

接著邊說：「因為是好朋友，所以推薦一些好東西給你。」就陸陸續續拿了好多商品。就在我說：「不好意思我不需要，我沒有辦法幫你。」拒絕他的要求之後，竟然被斥責：「什麼嘛！朋友有困難你卻不幫忙嗎！」想要趕快離開，最後只好買了最便宜的東西。

原因

在這種狀況下，想要做點什麼的心情反而被利用了

有發展障礙的人，除了較為人知的溝通問題外，還有一些較容易被忽略的情況，例如「當有人搭話時，無法果斷拒絕，等到發現時已經陷入銷售或宗教的圈套中」以及「容易陷入類似詐騙的人際關係中，無法脫身」等案例。

為了提升有發展障礙的人適應社會的能力，有被稱為SST（Social

Skill Training）的溝通支援活動。但是因為在這個世界上有各式各樣的情境，這些訓練並無法一一應對處理。最具代表性的例子就是直銷跟宗教。有人可能會說：「那你可以教我拒絕的方法嗎？」但是對方是搭訕的專家，為了因應被拒絕的情境，接受過許多應對上的訓練，並隨著經驗累積，會越來越熟練。首先要必須理解小聰明最終還是無法取勝。

有發展障礙，特別是ADHD傾向較為明顯的人，**會讓人有種相當好說話的感覺**。因此只要感覺這個邀約很有趣就很容易深陷其中。另外，ASD傾向較為明顯的人，則因為相較於日常生活的繁雜，宗教這種有明顯規則（戒律）的世界更容易理解，所以相當容易陷入。

這種推銷的方式通常會先隱瞞真實身份，除了直覺相當敏銳或是真的完全沒有興趣，否則就很容易跟

Column

資訊的取捨選擇

本書雖然寫著「釐清必要的資訊」，但是也許有人會想說「如果我做得到的話就不用那麼辛苦了！」但是事實上適不適合自己也只有當事人知道。再來，也有彙整了日常生活中醫療資訊的網站，為了要將正確的資訊提供給尋求治療相關確切資訊的人，並不單純是從撰文者的角度切入，也會以讀者的角度進行分析建議。

資訊大略可分成下類別：
① 有時間期限的資訊（今天的天氣預報等，對多數的人來說這是一次性的訊息）
② 日常生活相關的前提背景資訊（政治、社會、經濟、醫療、教育、福祉、宗教等訊息）
③ 生活品味、習慣、禮貌等（雖然必要，但生活品味每個人重視的部分差異極大）
④ 興趣及娛樂相關（需要與否取決個人）

其中①的資訊講求速度，②的資訊內容講求正確，盡可能需確認訊息來源及資訊提供者等資訊，這種確認工作相當重要。網路上的資訊雖然快速，但未經查證導致資訊有誤的狀況也不少見。因此，讀者也必須有意識思考「這個內容是什麼樣的人寫的呢？」、「是根據什麼資料做出這樣的判斷呢？」這樣的檢查。

③易受到流行變化及地域性的影響，導致行為合適與否有所差異。有時候也會出現我們認為是尊重對方的行為，卻因差異遭致誤解的狀況。考量資訊發佈者的立場及時機等態度非常重要。

④的資訊可能會因情報久遠，出現店舖搬移、停止營業、服務內容有所變更，導致特地出門卻撲空的情形。運動等相關資訊也常出現規則變動的狀況，需特別注意。

新聞社或是出版社設有專門確認內容正確與否及流暢度的校對部門，不僅是在報導或是出版前進行確認，在發行後也需要再做檢視。但近期有越來越多未經檢視的文章出現在一般的報導中，在 SNS 等社群軟體上即便是自己不想看的內容也可能被投放廣告的頻率也增加了。除了讀者基於倫理、道德的責任指出這樣的不是，也需要由特定的企業及利益團體協助引導監看，支持能公正客觀進行報導的人。

但不管那一種資訊都免不了包含報導方主觀的想法，我們自己也避免不了個人主觀的想法。但是，從今以後並不是單純只有報道方，或是書寫文章的人提供資訊或進行資訊的驗證，而是要能互相、互補的方式提升訊息的品質，並抱持求證的態度。

這類的人搭上關係。因此，除了能及早發現的人外，我們要先了解他們的組織架構，並採取讓他們無法趁虛而入的策略。如果有很親近的人深陷其中無法自拔，就可能需要尋求專家的協助。

另外，比較困難的事情是，這些人多會隱瞞自己主要的目的，讓人誤以為他們是相當親切或是來提供協助的人，但往往與期待大相徑庭。為了保護自己，要謹記「這世界上有很多想要利用別人的好意獲取利益的人，許多人會相當容易受騙，因此我們有必要了解他們的操作手法」。

解決方法

不需告知原因 直接拒絕

為了避免傷害對方，大多數的人會以「不好意思」、「我家人反對」這樣的詞語作為拒絕的理由。但實際來看這到底是為了避免自己受到傷害，還是為推銷的人找到理由＝在利用你覺得不好意思的情感呢。因此，不需要表述任何感情或理由，**只要單純的說「我不需要」就好了**。這個例子也是我在之前和同學約見面時所遇到的，當我回答「不好意思不能幫上你的忙。」這句話後，他就暴怒了（不過也可能是他們的策略）。

有時候也會因為太煩人了忍不住就接受對方的建議，但如果是推銷販售，就需要向對方明確表達自己不需要的態度，並且告知這樣的銷售方式是受到法律禁止的。

因此，寫下如下圖所示，已經拒絕過的紀錄，表明「我已經拒絕過了。」（可以的話也記錄時間及地點）明確表達我有自己的規矩，這樣也可破壞對方想要趁隙而入的手段，採取這種應對對策是非常重要的。

筆記的其一範例

> 我○○對於△△所販售的商品沒有購買的意願。
>
> ○○年△月×日
>
> 於○○屋××店

突如其來的聯繫要謹慎處理

「許久沒有聯繫的朋友突然聯絡」這是在商業或是宗教推銷常見的手法。當然也有單純是久未聯繫的好友邀約，並非所有的聯繫都是推銷的手段（辨別上也有難度），非推銷類的邀約大多會明白的表示聯繫的具體的內容（想要聊什麼）或詢問近況（職業、工作地點）。

如果不善辨別是否為推銷，或是不太想要一人與會，就跟他說：

「這麼難得不如也邀請其他的同學一起參加吧！」詢問其他的同學得到的答案卻是：「雖然我不想要懷疑，但是以前久違的收到邀約，見面之後卻發現是在推銷東西。如果還是這樣的話，我可不想去呢。」聽到這樣的回覆，**我也再次向對方表達我拒絕的態度**。如果是想進行直銷的狀況，因為希望以自己的節奏掌握事情的進展，原則上多是希望在一對一的狀況下進行，聽到這樣的回覆會立刻拒絕的對象，多半是因為這樣不利推銷，所以會有相當大的機率會把原先的目標從清單中剔除。

如無特別的理由突然出現沒有約好的人，可以離開沒有關係

另外，常見的一種套路是，突然有位年長的人一起出現，朋友開始一下子哭泣一下子憤怒，在讓人感到混亂的時候，這個人就扮演安撫的角色，並使用情感攻勢詢問：「你可以幫幫忙嗎？」

其實筆者在大學時，曾接到小學同學久違的聯繫，見面之後才發現是宗教相關的邀請。那時小學同學也未先告知帶了一位年長者一同赴約，之後看到關於宗教推銷相關的文宣，才知道如果多一點人勸說會更容易進行到下一個階段（參加研修或是讀書會），帶長者赴約也是企圖讓人覺得沒那麼奇怪的手法。而且本來在這種久違的場合，如果要帶不認識的第三人出現，事前通知對方這應該是基本的常識才是。

事實上，我也曾與舊識久違的相見，非常懷念想說可以好好的敘敘舊，但沒想到對方竟然帶了一位不認識的人一起赴約，甚至還推銷起我完全沒有興趣的東西，不僅破壞氣氛，也讓我在想是不是我對他來說其實沒那麼重要……

遇到這種狀況，**可以果斷離席，付清自己消費的金額後就立馬離開**（可以收好自己支付飲料的收據，可以做為曾經見過面的證據）。在日本很容易有「不要讓氣氛變糟」的想法，但要切記這種想法很容易讓對方有機可趁，務必要非常小心。

對於會說出「詛咒」詞語的人要保有戒心

「如果賣不掉的話，我就麻煩大了。」、「你不買的話，是你的損失喔！」、「如果你不加入這個宗教的話，會有不好的事情發生。」都是筆者在被推銷時曾聽過的話術。通常聽到這樣的話，大多數的人在情感上都會受到動搖，無法冷靜地想著「該怎麼辦呢？」

筆者認為，這種會用言語或是觀念動搖他人，讓人有「如果不這麼做就會發生不幸的事情」的想法，

與業務間的應對重點

不需告知原因直接拒絕

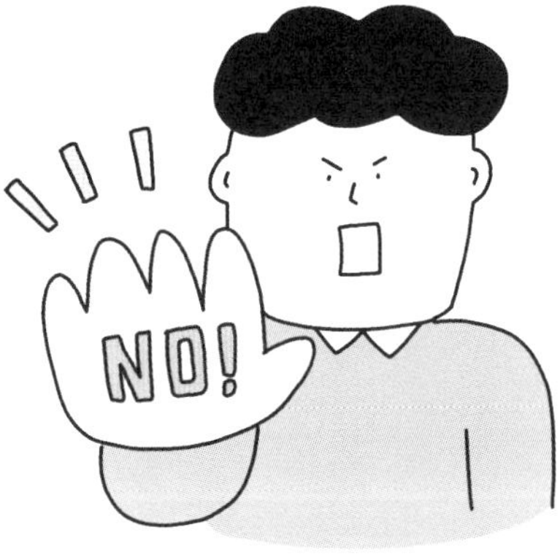

突然的聯繫要謹慎處理

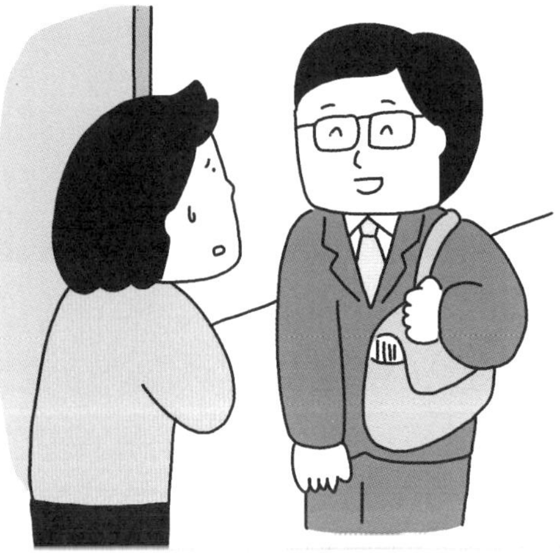

沒有特別的理由突然出現非約好的人

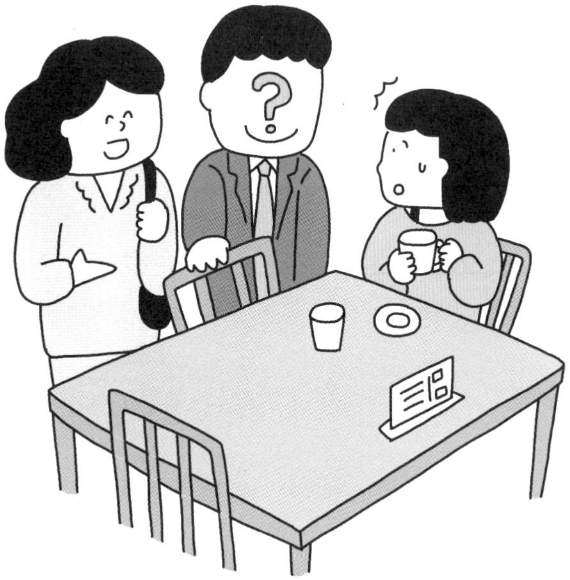

會說出「詛咒」詞語的人

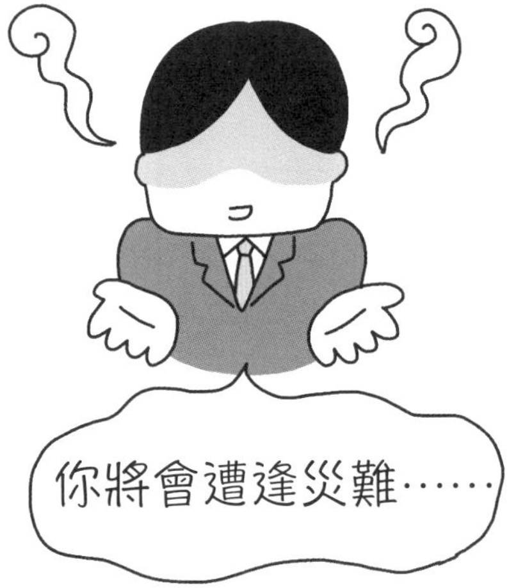

這種使他人精神上受到影響，產生與他相同想法方式**可以說是一種「詛咒」**。

如果自己感到焦躁不安或總覺得對方居心不良，可以認為這就是對方企圖對你下「詛咒」的徵兆。但是，最困難的是，人的內心本來就有屬於自己的「詛咒」，如果覺得對方說的是正確的，但自己卻不接受，只要出現這種心境時就很容易陷入對方的話術中。特別是容易感到自責的人，即便是對方的問題也很容易陷入是不是自己造成的錯覺；相反的，容易責怪他人的人，則會有是不是因為自己對他人不好，所以才導致對方有這樣的行為出現。重新整理思緒，釐清現狀非常的重要。

如果接收到這樣的訊息，**試著在心裡換句話說，或者試著回答看看**，這樣就可以讓自己冷靜下來。舉例來說：

- 「如果賣不掉的話，我就麻煩大了。」↓當然很困擾，但是你對許久不見的人說這種話更讓人困擾
- 「現在不買的話，是你的損失！」↓不管是多好的東西，只要不需要就不用購買，這樣才是最超值的
- 「如果你不加入這個宗教的話，會有不好的事情發生」↓沒有比克服災難更重要的事，但是既然是這麼重大的災難，是否需要去勸說比我更具影響力的人呢？

大概是這種感覺。在那樣的場合下，即便不用當面回應，經過幾次練習後，自然而然就可以看出這種「詛咒」的真面目。這種詛咒的真面目，就是利用對方自覺抱有偏見，或深感有違理想或常識時所產生的自卑及罪惡感。

因此，如果覺得痛苦或無法冷靜，請先想著：「等一下！」幫自己混亂的思緒踩下煞車，找回自己原本的想法非常的重要。因此筆者認為，要能幫助你做出這樣的判斷的人，才是真正的朋友。

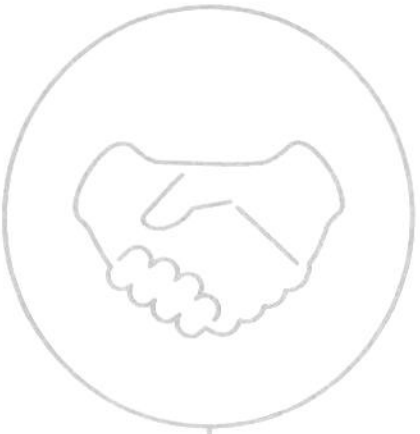

無法好好的討論

對策
- 首先先寫下煩惱，再決定優先順序
- 試著自己調查解決方法

事例

雖然別人對我說：「如果感到困擾的話，隨時都可以找我聊聊喔。」

收到「同齡的親戚要結婚了，一定要出席喔！」的通知，但是在這之前要做什麼我都不知道。

仔細想想，到目前為止，還沒有參加過學生的慶祝活動，而朋友中也還沒有人舉辦過結婚典禮。

母親聽了之後建議：「只是在餐廳的結婚儀式不用太大驚小怪。因為妳還單身，應該包個禮金就可以了。」但是說老實話，一時之間我完全不知道該怎麼辦才好。

這時候讓我想到當年在求職時，有一位年長的親戚曾經跟我說過：「如果有感到困擾的時候，隨時都可以找我聊聊喔。」於是就撥了電話過去。

一開始對方相當的熱心地聽了我的煩惱並給了許多建議，但中途親戚生氣的說：「雖然我說過『隨時都可以問我喔。』但是不要在這麼晚的時間點打電話過來。我也是很忙的。」

結果，不僅沒有聽到想聽的答案，能再找誰諮詢也毫無頭緒。這麼說來，從以前開始就常出現討論完後，讓對方感到焦慮生氣或是換來一陣沉默，因為受不了這樣的氣氛我回答：「那這樣就好了。」草草結束討論的狀況。

在討論時，到底要如何好好的表達自己想問的問題，並透過提問得到想要知道的訊息呢？

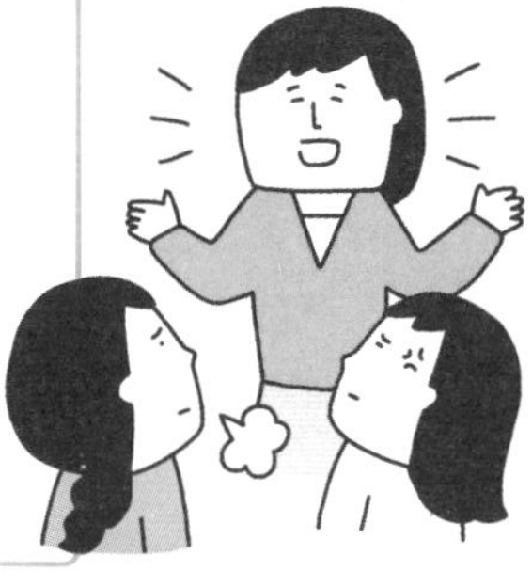

原因　討論前的準備不夠充分，無法判別哪些資訊比較不會對諮詢對象造成負擔

以前在經營發展障礙相關的討論平台時，曾定期分享「為了討論而做的討論」這個主題。可能有人會覺得很疑惑，什麼是「為了討論的討論呢？」其實在與公家機關或專家討論時，如果不是先將「何時」、「在哪裡」、「和誰一起」、「要做什麼」、「要怎麼做」這樣的內容整理出來，就無法得到想要的資源，或是說你需要耗費更多的時間、金錢、精力才能獲取你想要的協助。

這些事整體來說都與討論有關，事實上要與誰討論和自己的觀察力（自己是否能夠客觀地省視）以及討論能力息息相關。自我觀察力指的是觀察自己的狀況，選擇適合的討論項目，也就是與自己溝通的能力。討論能力＝能與他人進行合適且有重點的討論。也就是說討論能力也可說是與他人溝通的能力。

ASD本來就是一種在溝通上困難的障礙類型，**即便進行討論，也很難統整出訊息中的必要資訊**；而ADHD會遇到的狀況，則是即便知道有討論的必要，但很容易在準備討論的前置作業期間，在像是**資訊的整理及確認優先順序等事情時就遇到瓶頸**。

我們來看事例的情況：可能因為對方是年長的親戚，感覺他們什麼都願意傾聽，所以事前就更有可能沒有做好充足的準備。另外，即便理解對方有家庭事業需要顧及，也不可能隨時都有時間接電話，但到底該怎麼辦呢？老實說，我還沒辦法想那麼多。

另外，討論的對象是針對現狀迅速地提供意見，這並不代表或保證「只要經過討論，對方就可以完全理解自己的煩惱」、「照對方的建議做的話，勢必就能得到自己想要的結果」要在了解這樣的前提條件下，將訊息轉換為「這是在現在這個時間點，透過別人的視角得出的最佳解決方案。」

特別是關於婚喪喜慶的事時，因為同時有家庭、地區及時代背景的羈絆，討論後得到的回覆不見得是最好的答案。對方也可能因為不太清楚類似的事情，被東問西問後覺得煩躁，忍不住說出：「這種事我怎麼會知道呢！」這樣的話。

切記要找人討論時，必須做好事前準備，就從試著組織具體的作業流程開始吧。

解決方法

首先先寫下煩惱，再決定優先順序

與人討論時，**首先要釐清自己在煩惱什麼，以及你希望怎麼做，試著寫下來思考**（參考左頁）。舉例來說，因為主題是「不知道親戚的婚禮需要做哪些準備」，就先寫在最上面。

接著，試著想想之前參加婚禮的經驗，親戚或是附近的大人們做了什麼事。「這麼說來，母親的和服是用租借來的」、「父親是繫著白色的領帶」、「媽媽們為了要搭配和服，還有去美容院整理髮型的樣子」、「好像還說過『禮金應該要包多少呢？』」、「前一天是住在親戚家嗎？」陸陸續續出現了好多關鍵字。

試著寫下下列事項：

- 領帶、和服、美容院↓服裝（服裝、鞋子、攜帶物品、髮型）
- 禮金↓祝賀禮（要準備禮金嗎？還是要準備其他東西呢？）
- 儀式前後↓行程關係（在儀式前後親戚們是否會有聚會呢？）

這時候，再試著把上面的項目分為：可以上網找到相關資料及問父母或親戚比較好這兩類。

先試著自己在網路上調查相關訊息

接著，**如果是在網路上找資料就能稍微了解的事，請試著自己查看看**。舉例來說，關鍵字是出席「餐廳、婚禮」的「單身親戚」。只要用這個關鍵字搜尋，就會出現非常大量的資訊。

雖然說好像有點不知道從何看起，但是就先從剛剛寫下的服裝、攜帶物品及祝賀禮開始確認。如果是在餐廳舉辦的婚禮，比起飯店的婚禮，氣氛上會更為休閒輕鬆一些。但切記，如果穿著日常便服是相當不禮貌的。當天要穿的衣服或鞋子可以購買也可以跟他人借用，這部分可以自己決定，確認好預算及期限就開始準備吧。就像這樣，**先區分出可以靠自己調查就採取行動的事，以及要與他人確認會比較好的事**。

賀禮的部分經過調查後發現，因為是單身親戚的身份，原則上是由父母輩負責，但如果與對方家族的關係相當親近，也還是可以準備禮物祝賀。

調查完這些資訊之後，詢問了雙親及親戚：「我查了一下發現，因為單身所以可以不用祝賀禮也沒關係，但因為關係不錯，我想要準備禮物，你們覺得怎麼樣呢？」、「因為要先請假，儀式前或儀式後，親

試著寫下煩惱

要準備什麼好呢？

雙親協助的事項	分類	調查方法
・準備和服（母） ・準備正式服裝（父） ・預約美容院 〈協助著用和服、整理髮型〉(母) ・外出服（自己）	服裝 （用餐、結婚典禮適用）	試著在網路調查 ↓ 條列購買及租借項目 ※也要考量預算
準備禮金 裝進禮金袋	慶祝 ・賀禮？ ・禮物？	上網 調查行情 →請教雙親
前一天和親戚 一起住在溫泉旅館	行程 （和親戚會合？）	與雙親確認 （請假、確認小朋友的狀況）

戚們會聚一聚嗎？」這樣的問題，會更容易得到具體的回覆。

在業務討論中也是一樣的道理。首先由負責人探查對方不知道什麼、了解到了什麼程度，與對方已經準備好想要詢問的問題相比，適當的溝通更容易達成的無疑是後者。此外，如果有預算等判斷基準，則能提高所傳遞資訊的精確度。換句話說，是否擁有能夠回答提供建議者所詢問的資訊，將成為一個重要的關鍵點。

合適及不合適的諮詢對象

如上述所討論，畢竟每個人擅長的領域都有所不同，我們需要針對討論的內容選擇適合的諮詢對象。如果問對方他們也不知道或不清楚的問題，得到「這我不知道」、「不清楚」的回覆也是理所當然吧。

但是，除了要注意諮詢的內容外，諮詢對象會不會將個人隱私與他人分享，或是把諮詢討論的狀況或內容拿去做不好的事情，這都需要非常謹慎的評估。如果一開始非常親切的討論，但可能會針對討論的弱點趁虛而入的話，就不會是合適的諮詢對象。

那麼，到底什麼樣的人適合作為諮詢的對象呢？下一頁筆者列舉了一些合適的條件。

看起來讓人相當有距離感，甚至覺得很冷淡的人不容易討論，但如果是太過親近的人，也無法在諮詢上發揮很好的功能。雖然說不會太過親近、也不至於太疏遠，能否維持雙方可以直率交流訊息的關係非常重要（如果有自己能敞開心胸訴說煩惱的對象會更好），但距離感屬於感覺上的判斷，對於ＡＳＤ傾向較為明顯的人來說並不好掌握，這可能導致過於親近或過於疏離的狀況出現。而對ＡＤＨＤ傾向較為明顯的人來說，則很難控制這種距離感，注意力也無法持續。

能有一起練習控制距離感的對象當然最好，但最初還是優先從**媒合討論內容及諮詢對象這步開始吧**。

即便結果不如預期，還是要對諮詢對象心存感謝

如前所述，並不是透過諮詢，所有的煩惱就可以迎刃而解。雖然這麼說好像大家都可以理解，但是還沒有習慣諮詢的人，會對諮詢抱有高度的期待；如果結果不如預期，他們很容易出現強烈不滿的情緒。

相反的，如果被詢問自己熟悉的領域的問題，即使對方覺得很簡單，也可能會想說：「其實並沒有那麼簡單哦。」而且如果是自己在網路上查詢也無法了解的事情，當

適合作為諮詢對象的人

- 善摘要諮詢方的想法，並適時轉換成更容易理解的說法
- 不懂的地方會直接表達
- 會提供可能會知道相關資訊的場所或是人物等資訊
- 比起提供不同的分析角度，能傳達本質上更接近如何解決問題的重點
- 懂得跟諮詢方保持適當的距離

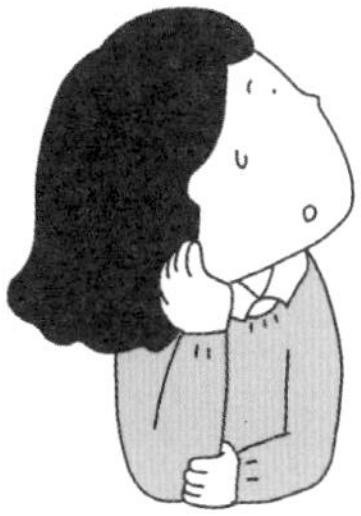

然也不大可能透過一次的討論或諮詢就可以解決。

這不僅是與對方的態度有關，如果自己表現出「我平常對你那麼親切，你卻只給我這樣的回覆。」、「我都這麼努力了，應該有更好的結果啊！」這種計較的態度，就很容易引起大問題呢。我們很容易在不自覺的狀態下，放大自己的重要性，並出現「怎麼只有我不一樣」的感覺。人與人之間應該**要保持「這件事是這件事、那件事是那件事」的關係**，往後才不會讓關係遲滯不前。當然，如果感到無法原諒的時候，認為「無法原諒」是很重要的，但如果抱著「所以我也要這樣」的想法，就會導致雙方陷入互相指責的局面。

也許有些人會想「我已經做過了。」如果是這樣的話，只要想想看，要怎樣連結想做的事情與實際行動才能有好的結果。

無法找到交往對象

對策

- 首先，試著思考為什麼會想要有交往的對象
- 多製造與人互動的機會
- 了解關於性方面的正確知識

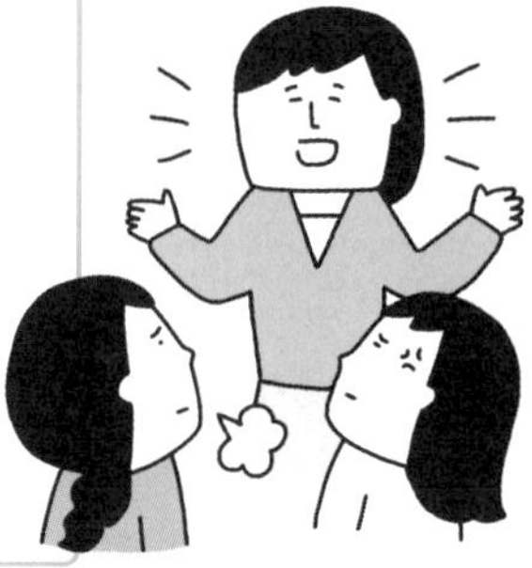

事例

雖然對戀人及交往相當憧憬……

朋友們都漸漸地有了交往的對象，其中也有些人還結婚了，要像以前一樣，可以聚在一起的機會也越來越少了。

平常因為工作繁忙不太會注意到這件事，但是到了年末年始或是暑假等工作告一段落的時間點，詢問大家：「是不是久違的要來見個面呢？」而收到了：「抱歉，我要跟交往對象出門。」、「我想和家人一起悠閒的度過。」等拒絕的回覆，這時候才真的感覺到自己是一個人，因此「好想要有交往的對象啊……」這種想法油然而生。

老實說，從以前就覺得戀愛跟結婚是件麻煩事，如果持續工作的話，保持單身感覺也比較輕鬆些。但忍不住還是會想「這樣真的好嗎？」、「如果生病的時候，我可以找誰幫忙？」而感到焦慮不安。

以前也曾有受到對方吸引，想說要不要告白的經驗，但是「要說什麼好呢？」、「如果被拒絕了該怎麼辦呢？」想到這些就遲遲無法踏出下一步。不僅僅是戀愛，其他事情的對話也無法好好進行。本來就不擅長閒話家常，朋友也多是因為有共同興趣才認識的，跟我一樣重視自己的步調，也沒有想要發展成戀愛關係的意願。工作上遇到的人也大多已經結婚或是有對象了，因此也沒有認識對象的機會。

如果能在不改變目前的生活步調，還可以有交往的對象的話當然是最好的結果……但這只是為自己著想而已吧。

原因　無法找到對戀愛抱有憧憬下，帶來的不安與現實間的平衡點

在發展障礙的討論平台及網路資訊上，定期會出現與戀愛及結婚相關的話題。不僅是許多人關心的話題，也因戀愛及結婚為契機，讓發展障礙獨有的特性更加顯著，這也對當事人及周圍的人造成相當大的困擾。

當然也有許多人即便有發展障礙的傾向或是特質，仍能擁有幸福的戀愛或結婚。而被問到：「能進展順利的秘訣是什麼呢？」得到的答案是不可以對戀愛及結婚抱有過度的期待。要知道戀愛及結婚理所當然會有不好的一面，要在這樣的認知下，與對方一起努力實踐，創造出更多好的事情，這是筆者與多組情侶相遇後所感受到的。

ＡＳＤ傾向較為明顯的人，當屬於自己的時間減少時，會感到非常痛苦，很常出現在結婚後一直窩在自己的空間，並花費一定程度的時間及金錢在自己著迷的事物上。也因此，**對伴侶及家人只提供必要且最低限度的關心**，導致對方感到困擾、甚至不滿，但自己毫無自覺，或者說要到了沒有餘裕，必須尋求協助進行改善的狀態才會發現。

對於ＡＤＨＤ傾向的人來說，與伴侶共度時間、調整彼此的日程安排，以及同居後整理居住空間、管理金錢等，**這些有助於與伴侶共同生活的時間、物品和金錢的管理，往往會變得困難**。

戀愛及結婚是可以拓展自己的視野，透過新的關係提升自我的機會。因此，就必須努力試著掌握自己的言行舉止，仔細的構築自己與對方的關係。

解決方法　試著思考為什麼想要有交往的對象

在筆者以前管理的關於發展障礙的討論平台上，不知道為什麼有戀愛及結婚煩惱的人中，男性佔了絕大多數。也許是因為在社會上有著「有交往的對象、結婚，代表著在社會上有一定的信用（被交付有責任的工作）」這樣的潛規則。特別是男性會感受到更大的壓力。

另一方面，女性會想要尋找交往或結婚的對象，多是在與情感相關的前提下所做的決定，例如經濟問題、想要有在老年生活中能互相扶持的對象，這樣較為實際的狀況。雖然有點失禮，但有點像是在建構基礎建設的感覺。

但是，這也可能是我原封不動、接受大多數的人覺得理所當然的價

值觀才出現的想法。的確，如果能兩個人一起行動的話，似乎能享受更美好的時光，也更有機會妥展自己的人際關係。另一方面，也因為與戀人相處，能花在自己的時間及金錢勢必會減少。以前都只需要顧好自己就好，現在也需要將對方的狀況納入評估才行。

這樣一想，與對方合不合的來，就會大大影響在與戀人或是婚後，與對方成為家人後的相處模式，也需要考量自己的言行舉止在對方眼中會有什麼樣的想法。

另外，也必須同時試著探討**為什麼會有想要有交往對象這樣的想法**。舉例來說，如果是覺得「一個人生活很辛苦」的話：

・在什麼時候會有這種感覺呢？
↓在路上看到情侶的時候

・感到辛苦的原因是什麼呢？↓覺得自己沒有交往對象，感覺很悲慘

・沒有交往對象的人都很悲慘嗎？
↓如果能好好享受一個人的時光也很好

・那麼，如果可以好好享受一個人的時光，單身也可以嗎？↓有可能是這樣喔

藉由這樣的方式整理自己的思緒，才發現原來自己想要的是「排解因為沒有交往對象所帶來的負面情緒」。這也就是我們在「容易被銷售業務搭訕」（第138頁）有提到「詛咒」的一種。事實上隨著社會上對於價值觀及常識看法上的改變，對「詛咒」這個詞彙的認知也會有所改變吧。

仔細想想，除了大肆宣傳的廣告外，像是「這是現在引起話題的美食喔！」、「在這地方如果和戀人一起造訪會非常美好喔！」這類的傳言，或是像「○○是常識」、「這有違規範」等都是我們在日常生活中會接收到的訊息。

但ASD傾向較為明顯的人，非常不擅長處理模糊曖昧的資訊。特別是規則、禮儀等資訊，很容易出現「不○○就不行」這種極端的判斷。這時候就要試著將訊息轉換成「不可以超過規範」、「如果覺得不適合自己的話，不遵守也沒有關係」。這種切換方式非常重要。

以解開束縛自己的想法或是「詛咒」為契機，許多事情都會迎來新的進展。請試著重新整理自己的思緒吧。

多製造與人互動的機會

當筆者聽到「好想要有交往對象喔！」這樣的煩惱時，都會先詢問對方：「平常你都是怎樣和其他人互動呢？」、「你想要和什麼樣的人交往呢？」

這時得知原來對方平時只往返於公司（或學校）及住家間，除了工作之外，幾乎不太和其他人對話的人意外的多。可以的話，要盡可能製造與人相處的機會（譬如參加與興趣相關的聚會等），但其中也有人因為工作就累得精疲力盡，沒有餘裕安排類似的活動。

如果是這樣的話，在目前生活中能做到的範圍下，就從在對話時盡可能加上「謝謝」、「麻煩您了」這類**對對方來說正向的言語動作開始**吧。你可能會覺得「那就加上這些話吧」，但是是要有意識地表現出，想要傳達這樣的訊息給對方的態度（這件事意外地重要，舉例來說，比起面向電腦說出感謝的話，面對對方更加合適），就從這裡開始試看看吧。

有人可能會覺得「麻煩」，但如果有想要交往的對象並與其互動，這種正向的回應細節是不可或缺的能力。你可能會覺得「這種感謝的心情就算不說對方也會感覺到吧！」但是很可惜的，對方也有可能沒有發現。

心理治療中有一種溝通分析顯示，這樣的打招呼或是禮貌上的應對可視為最基本的溝通，也同時表現出你認同對方存在的態度。換句話說，這是與他人溝通的切入點，如果沒有這樣的應對，就可能傳遞出「你對我來說是沒有互動價值的人」，這樣非語言的錯誤訊息。

仔細觀察可以發現，受歡迎的人大多可以自然而然表現出這樣的態度，也可以單純地享受人與人間的互動。**這種正向的態度多會讓人覺得你比想像中的更好相處**，所以我們就以這個為目標試看看吧。

網路及SNS的優缺點

其實筆者及外子是透過網路（外子製作的網頁）相識並邁入婚姻。網路的好處，就是可以認識之前在自己生活圈中不認識的人，而比起從前，網路也可以得到更豐富多元且快速有品質的大量資訊。事實上，如果沒有網路，對筆者的生活來說會有相當重大的影響，特別是對有發展障礙的人來說，網路是一定要好好使用的工具。

但另一方面，也有因網路而起的問題。以往我們會在對對方的個性或背景有一定的認知下才與其互動，但在網路的社會，可以透過匿名的方式抒發自己的想法，因此也很常見在網路上流傳關於情感上爭論及錯誤的資訊。

在筆者管理的發展障礙相關討論

平台上，很可惜的也出現了不遵守平台規則引發事端的人。這時候只能禁止這樣的對象在平台上發表言論。有時候與外部機構或相關人士的聯繫，除了郵件外，也會採取電話或當面討論的方式進行。

在這些互動中，可以實際感受到「網路上勢必存在不真實的訊息，連經歷都可以輕易造假。」、「人會在無意識的狀態下隱藏對自己不利的訊息。」以及「使用網路溝通相當便利，但難以產生像面對面對話時才會出現的分享氣氛和深入的溝通」。

在虛擬世界所感受到的事物與實際透過身體得到的感知之間有一定的落差，因此在認知到有這樣的差異後，就有必要學習如何控制這樣的差異。

當然，大多數的人還是會遵守相關的規範，不管對方是否有惡意，都須切記仍然會有人別有用心想要打破規矩。請保持著**在網路上留下的訊息＝向全世界表達自己的話**。在ＳＮＳ或聊天室（討論平台等）中，很容易不小心因朋友間的起哄而互動，畢竟在網路上資訊的複製相當容易。但是這些不知道被誰保管的訊息，也可能被分享給第三者或是張貼在其他公開場合。

直接見面的話，也有許多要謹慎注意的事項。如果想要更進一步地認識對方，希望能先記住以下這些事項：

・一開始選擇的見面場所要在外面（店裡或活動等有第三者在的場合）
・要在可以利用鐵路或是巴士等大眾交通工具抵達的地點
・不要單獨見面
・要有安全對策（隨身攜帶手機及錢包。餐飲用品盡可能由店員提供、用餐前後再去廁所）

也可以參考「容易被銷售業務搭訕」（第138頁）的資訊。

先知道會有幫助的性知識

平時其實沒什麼機會討論到關於性的話題，但在網路上關於性的討論卻相當氾濫。許多資訊多是從男性的角度分析，站在女性的立場，常常會想「如果能多替女生的身心靈著想就好了」。

而另一方面，從男性的角度來看，除了成人頻道及「要如何觀察女生的意願」等資訊外，相關訊息意外地非常少，或者可以說基本上對於自己身體的構造就不太了解。近期性騷擾的議題也相當受到重視，但說老實話，在不小心的狀況下受到傷害，即便想要做些什麼也沒有辦法。

性的觀點有相當大的個別差異，容許的範圍也有所不同。讀者中應該也有性取向與其他人不同的朋友，而人際交往的組合也是難以想像的多。性是與戀愛及結婚無法切割開來的議題。筆者認為，雙方是否能針對性向以及要建構怎樣的關係，伴侶間是否能開誠布公地討論，都是對於雙方未來發展相當重要的話題。

如果想要有近一步的了解，也可以搜尋**性專家**（**性相關的醫療及福祉工作者**）**出的書籍**作為參考。並要認知到在現實生活中，不可能有如成人頻道裡的戀愛或性的關係，如果實際操作可能會遭來麻煩。

另外，**切記性行為可能導致懷孕**。如果不採取避孕措施，發生非預期懷孕的機會便會大大增加，希望更多人能了解這件事情。現在低劑量PILL或IUS（子宮內投藥系統）可達99%以上的避孕效果，這些需要醫師開立處方才可使用的方式，女性如有需要可前往婦產科就診。也就是說，為了有良好的性生活，特別注意雙方在健康方面的狀況是相當重要的。

另外，**性行為＝有感染性方面疾病的可能**，這一部分意外地大家不太了解。專家表示，近年來得到性傳染病的人數逐年攀升，因此了解基本的保護措施（如洗手、使用保險套）非常重要。

某些話題或許會讓氣氛變得不大好，但是上述所提到需要注意的重點，對方是不是也能夠認真看待、互相指出問題並討論，就可以做為判斷對方是否為合適對象的指標。

如果對於類似的話題感到困惑或麻煩，那可能是因為你對戀愛及婚姻所帶來的風險，還沒有保有一定的覺悟。如此一來，就有可能無法發現對方不安的心情。

結語

今年是我以語言治療師這個身份開始工作的第20年。當年剛踏入這個領域時，發展障礙在醫療體系中，只有非常小的一部分人注意到，或者可以說是「只有非常熱心的人在疲於奔命的領域」。

但現在發展障礙不僅可以得到法律上的扶助，大家對發展障礙這個詞彙已經不再陌生，教育現場也可以發現不管是監護人、保育園或幼稚園的老師們會做出「難道小朋友有發展障礙嗎？」這樣的判斷。即便如此，提到「發展障礙」，仍然很難撕掉大多數人聯想到的「造成他人困擾的人」這樣的標籤。因為當事人不經意顯露的特質，這樣的印象會使其他人產生「因為是令人困擾的對象，還是不要太靠近比較好」的想法，進而成為發展障礙者遭受排擠，或是差別待遇的原因。

事實上，最感困擾的莫過於有發展障礙的當事人。周圍的人可能需要試著換個想法：「當事人因為不清楚對方到底是為了什麼而感到困擾，因而相當煩惱。」在諮詢現場，每天相處的機構老師會告訴監護人：「會不會是像這樣的狀況呢？」、「如果覺得很辛苦的話，要不要試著這樣想看看呢？」我曾看過好多次，當監護人聽到這樣的回覆後，露出豁然開朗的表情，說「原來是這樣啊！」、「那我回去試看看！」然後踏著輕快的步伐離開了。

對於成年人所提供的協助，多是以工作方面為主。近五到十年間，漸漸發現生活上提供支援的必要性，因此將支援項目擴展到生活層面。此外，提供支援的單位也深刻體會到，即便成功就職，還必須協助打好生活上的基礎工作，才能使其持久。現在，從小接受早期療育的人數增加，為了能協助他們在長大成人後順利適應社會，其家人也提出希望能在生活上提供更多協助的期待。我想這部分也是越來越被受到重視的原因。

但是，針對小孩的部分，尚未發展出良好的支援體制，當事人只能靠自己的努力，在需要的領域尋求協助，文獻回顧及實際案例報告也相當有限。而在成人有發展障礙的情況下，即便尋求專家建議，卻得到「與其這樣，你不如試試其他的方法比較好喔。」的回覆，或「在不久的將來應該還會有新的資訊吧！」

這樣的想法，每天被生活追趕，但事情卻遲遲沒有新的進展。

就是因為有這樣的狀況，我收到翔泳社的長谷川先生的建議：「既然都出了關於發展障礙工作篇的書籍，想要請您再以生活為主題進行創作。」但是，生活型態有千百種，發展障礙本身也有極大的個人差異，要如何將這些些微的差異傳達出去，真的讓我大傷腦筋。再加上個人的安排，我也有一段無法撰寫原稿的時期，我想這也讓出版社相當擔心吧。再次對出版社致上最深的謝意。

最後，我要感謝一直以來支持我的外子村上真雄。我們彼此扶持已過20年，當然與大多數夫妻一樣，並非事事一帆風順，我甚至也出現過好幾次是否要「離婚」的念頭。外子他我行我素的言行和獨創性雖有可愛的一面，但另一方面，也因為發展障礙者才有的容易沉浸在自我世界裡的特性，與三次元世界不好接軌。我們兩人到現在依然在磨合，找出所謂適合的共同相處模式。即便如此，兩個人互助合作一起生活，持續朝著「過出超過一般對夫妻的認知，找出適合我們兩個的生活模式」為目標前進。

正在閱讀本書的讀者，可能有些人還無法想像何謂婚姻、也尚未體會到世界上原來有各式各樣的不一樣的人，甚至對離開父母獨立生活還沒什麼自信。對於這樣的你，本書或許可以帶給你「原來是這樣啊！」、「如果是這樣的話，也許我做得到！」這樣的想法。在三次元的世界裡能有意識的採取行動的人就是贏家。期待我能成為那位協助你採取行動的推手。

2018年3月

村上由美

關於本書內容如有疑問

非常感謝您購買翔泳社的出版品。為了更妥善地處理讀者的建議，請先參考下述說明。如有任何意見，歡迎在了解下列項目的說明後，依照流程投遞，再次感謝。

●提問之前

請參考敝社網站的「正誤表」。這裡會刊登關於勘誤及追加資訊等訊息。

正誤表　　http://www.shoeisha.co.jp/book/errata/

●提問方法

請利用出版社網站「出版品Q&A」的欄位進行提問。

出版品Q&A　http://www.shoeisha.co.jp/book/qa/

如無法使用網路提問，可使用傳真或將意見寄至下述「翔泳社 愛讀者服務中心」勿以電話聯繫。

●寄送地址及傳真號碼

寄送地址　　〒160-0006　東京都新宿区舟町 5
FAX號碼　　03-5362-3818
收件人　　（株)翔泳社 愛読者サービスセンター

●關於回覆

我們會依照您詢問的方式進行回覆。回覆的時間會受詢問內容的影響而有所差異，敬請見諒。

●提問時的注意事項

我們無法回覆非本書討論的對象、特定地點或因讀者既有環境因素而引起的問題等事項，敬請理解。

※本書所提及的資訊為本書完成的時間點2018年2月為準。
※本書所提及之商品、服務的內容、價格以及網址可能會有所變動。
※本書以出版立場提供正確資訊陳述，但不管是作者或出版社，並非對所有內容提供背書，對參考本書內容或範本採取行動所出現的結果也不在我們的責任範疇內。
※關於網路及相關設備的使用方法，請諮詢所屬團體的資安負責人。

PROFILE

村上由美（むらかみ　ゆみ）

上智大學文學部心理系畢業，國立身障人士復健中心（現為國立障礙人士復健中心）學院聽覺語言專門人員培訓課程畢業。

在重症身心障礙兒童機構或地方單位支援發展障礙兒童、肢體障礙兒童的語言聽覺療法及發展相關業務。現在除了地方單位的發展業務，正撰寫音譯研究與發展障礙相關文章，並從事演講活動。

著作有《聲音及說話方式的訓練術》（平凡社新書）、《關於亞斯伯格症》（講談社）、《兒童語言發展諮詢室》（明石書店）、《好想要工作！有發展障礙的人的就業諮詢》（明石書店、共同創作）、《發展障礙人士也可以有好表現！秘笈大公開》（弘文堂、共同創作）。

TITLE

發展障礙 完全自立手冊 [生活篇]

STAFF

出版	瑞昇文化事業股份有限公司
作者	村上由美
插畫	高村あゆみ
譯者	周倪安
創辦人 / 董事長	駱東墻
CEO / 行銷	陳冠偉
總編輯	郭湘齡
文字編輯	張聿雯　徐承義
美術編輯	朱哲宏
特約編輯	謝彥如
國際版權	駱念德　張聿雯
排版	謝彥如
製版	明宏彩色照相製版有限公司
印刷	龍岡數位文化股份有限公司
	紘億彩色印刷有限公司
法律顧問	立勤國際法律事務所　黃沛聲律師
戶名	瑞昇文化事業股份有限公司
劃撥帳號	19598343
地址	新北市中和區景平路464巷2弄1-4號
電話	(02)2945-3191
傳真	(02)2945-3190
網址	www.rising-books.com.tw
Mail	deepblue@rising-books.com.tw
初版日期	2025年1月
定價	NT$ 420／HK$131

國家圖書館出版品預行編目資料

發展障礙完全自立手冊. 生活篇 / 村上由美著 ; 周倪安譯. -- 初版. -- 新北市 : 瑞昇文化事業股份有限公司, 2025.01
160面 ;　21x18.2公分
譯自 : ちょっとしたことでうまくいく発達障害の人が上手に暮らすための本

ISBN 978-986-401-805-5(平裝)

1.CST: 心理發展障礙症 2.CST: 生活指導 3.CST: 特殊教育

415.988　　113018944

ちょっとしたことでうまくいく 発達障害の人が上手に暮らすための本
(Chotto Shita Kotode Umakuiku
Hattatsushogaino Hitoga Jozuni Kurasu tamenohon : 5413-8)